QUEBRANDO
CICLOS

Caro(a) leitor(a),

Queremos saber sua opinião
sobre nossos livros.
Após a leitura, curta-nos no
facebook.com/editoragente,
siga-nos no Twitter @EditoraGente e no
Instagram @editoragente e visite-nos
no site www.editoragente.com.br.
Cadastre-se e contribua com
sugestões, críticas ou elogios.

PASTOR **ANTÔNIO JÚNIOR**

QUEBRANDO
CICLOS

Descubra por que você **repete os mesmos erros**
e transforme suas frustrações em **grandes vitórias**

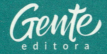

Diretora
Rosely Boschini

Gerente Editorial
Rosângela de Araujo Pinheiro Barbosa

Editora Jr.
Rafaella Carrilho

Assistente Editorial
Fernanda Costa

Produção Gráfica
Fábio Esteves

Preparação
Amanda Oliveira

Capa
Douglas Lucas

Projeto Gráfico e Diagramação
Gisele Baptista de Oliveira

Revisão
Algo Novo Editorial

Impressão
Gráfica Assahi

Copyright © 2023 by Antônio Júnior
Todos os direitos desta edição
são reservados à Editora Gente.
Rua Natingui, 379 – Vila Madalena
São Paulo, SP – CEP 05443-000
Telefone: (11) 3670-2500
Site: www.editoragente.com.br
E-mail: gente@editoragente.com.br

Dados Internacionais de Catalogação na Publicação (CIP)
Angélica Ilacqua CRB-8/7057

Antônio Júnior
    Quebrando ciclos : descubra por que você repete os mesmos
erros e transforme suas frustações em grandes vitórias / Antônio Júnior. -
São Paulo : Editora Gente, 2023.
    192 p.

ISBN 978-65-5544-309-7

1. Desenvolvimento pessoal 2. Autoajuda 3. Sucesso I. Título

23-0468   CDD 158.1

Índice para catálogo sistemático:
1. Desenvolvimento pessoal

Todas as citações bíblicas foram padronizadas de
acordo com a Bíblia Nova Versão Internacional (NVI).

Nota da Publisher

De início, o que me impressionou no Pastor Antônio Júnior não foram os números, mas a luz que ele emana. Desde o primeiro encontro, pude ver que ali tinha algo de muito especial. E foi aí que percebi como era importante termos alguém como ele, um facilitador da Palavra de Deus, como autor da Gente.

Pastor, escritor e produtor de conteúdo, Antônio já fala diariamente para mais de 12 milhões de pessoas em seu canal no YouTube. São milhões de vidas impactadas e mais milhões à espera da transformação que as levará a uma espiral de crescimento e fé.

Em *Quebrando ciclos*, não temos um Deus que julga ou que observa à distância. Pelo contrário, aqui, Antônio faz questão de reafirmar a aliança que qualquer um de nós pode estabelecer com Ele. Chegou a hora de nos livrarmos das amarras que nos prendem aos ciclos negativos da vida e despertarmos o melhor que há dentro de nós: a fé. Deus é e sempre será o nosso aliado nos momentos de desespero, frustração e tristeza e é só com a ajuda d'Ele que poderemos vencer os obstáculos que encontramos no caminho e crescer cada vez mais, dia após dia. Acreditar que Deus acredita em você é o primeiro passo para essa mudança!

ROSELY BOSCHINI
CEO e Publisher da Editora Gente

Dedico este livro ao amor da minha vida, Thaís, que tanto me ajudou a vencer meus ciclos destrutivos e que permanece ao meu lado em todos os momentos da vida, sejam eles bons ou não. Aos meus filhos, Lorena e Daniel, que darão continuidade ao legado que espero deixar. E, também, aos milhões de irmãos e irmãs em Cristo que acompanham o meu ministério e possibilitam que a mensagem do amor e da salvação de Jesus chegue a cada vez mais pessoas pelo mundo afora. Sem a graça de Deus e o apoio de vocês, nada disso seria possível.

INTRODUÇÃO.................................10

01
POR QUE MINHA VIDA
NÃO VAI PARA FRENTE?.................15

02
O PROBLEMA EXISTE E
É PRECISO RECONHECÊ-LO.........33

03
VOCÊ NÃO PRECISA
CAMINHAR SOZINHO(A).............53

04
IDENTIFICANDO HÁBITOS
E COMPORTAMENTOS
DESTRUTIVOS.................................63

05
QUAL LOBO VOCÊ TEM
ALIMENTADO DIARIAMENTE?.....85

06
ACREDITE QUE DEUS
ACREDITA EM VOCÊ.................103

07 ENFRENTE A
BATALHA ESPIRITUAL...............**117**

08 PERDÃO QUE
CURA E LIBERTA...........................**129**

09 O PODER DA FÉ............................**147**

10 PRATIQUE A PALAVRA
E DEIXE UM LEGADO...................**159**

11 TENHA UM TEMPO DE
QUALIDADE COM DEUS..............**173**

12 A VITÓRIA ESTÁ
EM SUAS MÃOS...........................**185**

Introdução

Ciclo é uma série de fenômenos ou fatos que se repetem de tempos em tempos. Vamos tomar como exemplo o ciclo das estações: aqui no Brasil, o ano começa no verão; em março entramos no outono; em julho passamos para o inverno; em setembro começa a primavera até que, nos últimos dias do ano, volta o verão. E é sempre assim. Tudo bem que às vezes chove mais do que o costume em uma estação e faz mais frio do que o normal em outra, mas esse ciclo sempre se repete e as coisas voltam ao seu início. É natural.

O que não pode ser considerado normal – mas que tem acontecido na vida de milhares de pessoas – são os ciclos destrutivos, que nada mais são do que a repetição de comportamentos ou valores que o indivíduo não aprova, mas continua praticando mesmo que de modo inconsciente. E como resultado disso, ele não consegue evoluir e ser bem-sucedido em áreas que julga importantes, como em sua vida familiar, financeira, física, mental e espiritual. Se você decidiu ler este livro, é provável que esteja preso(a) em um ciclo assim. Mas tenha calma, porque boa parte das pessoas passa pela mesma situação e vive frustrada por causa disso.

Existem muitas pessoas que passaram a vida inteira sonhando em se casar, mas ainda não conseguem ser o marido ou esposa que gostariam; desejavam ter filhos, mas estão longe de ser os bons pais que planejaram; queriam ter uma carreira sólida, mas não conseguem ficar mais de dois ou três meses em um mesmo emprego; planejaram ter uma vida financeira segura, mas não conseguem tirar o nome do vermelho, pois com o que ganham mal pagando as contas do mês. Enfim, por mais que tentem, que lutem, não conseguem realizar os grandes sonhos de suas vidas. Na grande maioria das vezes, as pessoas não conseguem sair desses ciclos; elas andam, andam e andam, e adivinha: permanecem no mesmo lugar!

Inclusive, existe uma história da Bíblia que trata essa questão. O Livro de Êxodo nos mostra que o povo hebreu permaneceu escravo no Egito por cerca de quatrocentos e trinta anos, até que Deus levantou Moisés para libertar aquela gente e a conduzir até Canaã, a terra que o Senhor havia prometido entregar aos descendentes de Abraão. Porém, no meio do caminho os hebreus começaram a andar em círculos e levaram quarenta anos para concluir um percurso que normalmente levaria poucas semanas para ser completado. E o pior: dos milhões de homens, mulheres e crianças que deixaram a terra do faraó, apenas dois conseguiram chegar à Terra Prometida; os demais morreram pelo caminho. Os outros que conseguiram alcançar a promessa haviam nascido durante a jornada no deserto. E por que isso aconteceu? Por que aquelas pessoas andaram tanto, mas não saíram do lugar?

Porque estavam aprisionadas em ciclos destrutivos. Elas haviam saído do Egito, mas o Egito não havia saído delas.

Não sei se você sabe, mas milhões de pessoas estão passando pelo mesmo problema neste exato momento. Elas não querem, mas bebem em excesso; usam drogas; comem demais; fazem compras e se endividam compulsivamente; perdem tudo o que conquistam em jogos e apostas; traem seus cônjuges e maltratam seus filhos; sofrem com doenças do corpo e da mente etc. E o mais interessante (se é que eu posso dizer assim) é que grande parte dos pais ou avós dessas pessoas tinham comportamentos ou valores muito parecidos com os delas. É como se fosse uma espécie de "herança maldita" passada de geração em geração, um sofrimento que parece não ter fim.

Da mesma forma, pode ser que você esteja preso(a) em algo que abomina e não sabe mais o que fazer. E é aqui que eu entro. Escrevi este livro para ajudar quem quer se libertar de uma vez por todas desses ciclos destrutivos que tanto fazem mal, além de mostrar como caminhar rumo à vida que você sempre sonhou. E, para isso, vamos contar com o melhor apoio que existe: Jesus Cristo. Mas, para conseguir se livrar desse mal e viver a plenitude que Deus sonhou para a sua vida, será preciso tomar algumas atitudes e dar passos importantes, que vou apresentar a partir de agora.

Não pense que será fácil e que a transformação acontecerá da noite para o dia. Quem começar esse processo será confrontado, terá que identificar e reconhecer falhas graves. Deverá também abrir a mente para compreender que o diabo existe sim, e que deseja o nosso mal, mas nem tudo é culpa dele. A primeira coisa a ser feita é permitir que o Senhor conduza os passos que serão dados a partir de agora.

Você está prestes a encarar uma batalha do corpo, da mente e do espírito, mas não se preocupe, porque todas as armas das quais necessita para vencer essa guerra e destruir os ciclos que o(a) aprisionam estão disponíveis nas próximas páginas. Como eu disse: não vai ser fácil, mas se você estiver disposto(a) a mudar, Deus vai fazer um verdadeiro milagre em sua vida e a transformação será tão grande que servirá de testemunho para que outras pessoas passem pela mesma mudança.

Boa leitura!

POR QUE MINHA VIDA NÃO VAI PARA FRENTE?

Existe alguma atitude ou comportamento que você não aprova de jeito nenhum, mas continua praticando? Se a sua resposta é sim, saiba que você não está sozinho(a)! Boa parte das pessoas não consegue ser bem-sucedida em alguma área da vida e vive frustrada por causa disso.

Sabe aquela pessoa que sonhava em ter um relacionamento feliz e saudável, mas agora vive em brigas com seu parceiro(a)? Ou aquele conhecido que trabalha muito, mas está sempre afundado em dívidas? A verdade é que ninguém deseja uma vida assim. Ninguém se casa para se separar ou luta tanto para continuar com o nome no vermelho. Porém, por mais que tentem, essas pessoas não conseguem se libertar dessas amarras.

E existe um motivo para tudo isso: o autoconhecimento. Ou melhor, a falta dele. Na maioria das vezes, as pessoas não conseguem entender o porquê de certas reações e impulsos que as impedem de romper os próprios limites. Se esse é o seu caso, saiba que um dia já foi o meu. Desde que entreguei minha vida para Jesus, tive muita vontade de ser uma pessoa bem-sucedida em todas as áreas e sempre quis encontrar uma maneira de ajudar a mudar a vida das pessoas. Por mais que eu buscasse formas de fazer isso, no entanto, as coisas não davam certo – era como se eu não conseguisse sair do lugar.

Meu entusiasmo foi diminuindo até que, sem perceber, eu estava quase entrando em depressão e não tinha vontade de mais nada.

Sabe aquele ratinho, o hamster, que fica correndo dentro de uma roda e não sai do lugar? Eu me sentia exatamente assim. Por mais que me esforçasse, nunca conseguia sair daquele ciclo e alcançar minhas metas de vida. Ia mal nos estudos, não tinha dinheiro para quase nada, não tinha motivação para trabalhar e também não tinha um relacionamento duradouro. Nada de novo e interessante acontecia! Eu estava em uma rotina da qual não gostava, mas rodava e rodava, sem sair do lugar.

Agora, pare e pense: quando você era mais jovem, presenciou os seus pais, avós ou outra pessoa próxima tendo comportamentos parecidos com os que você tem hoje? Provavelmente sim. Eles também passaram por problemas semelhantes e talvez nunca conseguiram deixar os altos e baixos da **"roda do hamster"**.

Eu tenho um amigo muito querido que passa por algo assim no momento em que estou escrevendo este livro. Ele sempre foi uma pessoa muito dedicada e trabalhadora, tanto que não tem dificuldades para conseguir emprego. Na verdade, ele está sempre envolvido em algum projeto profissional. Porém, por mais que ganhe um bom salário, vive tendo problemas financeiros. Esse amigo tenta se planejar, fazer uma poupança e investir para crescer na carreira, mas nunca consegue porque está sempre com uma dívida para pagar. Assim como eu, ele também sabe que está girando na "roda do hamster", mas não consegue enxergar uma saída, e isso o deixa muito triste.

Um dia ele me contou que a mãe também era assim. Casada com um comerciante, ela não trabalhava fora, apenas administrava os lucros do açougue da família. E por mais dinheiro que ela tivesse em mãos, sempre gastava tudo e não conseguia fazer uma reserva. Anos mais tarde, o negócio entrou em crise e o pai do meu amigo teve que fechar o açougue. Para pagar as dívidas da empresa, eles tiveram que vender a própria casa e foram morar de favor com uma das avós. A situação poderia ter sido bem diferente se a mãe tivesse aproveitado a boa fase e feito um planejamento financeiro com parte do lucro que tinham. Se fosse assim, provavelmente a família não teria perdido a casa.

Na conversa que tive, meu amigo confessou ainda sentir mágoa da mãe até hoje por causa desse descontrole financeiro que acabou prejudicando a todos, principalmente depois do falecimento de seu pai. Por incrível que pareça, mesmo reprovando a postura da mãe, ele segue os mesmos passos dela, e isso tem trazido problemas muito sérios, inclusive para o seu casamento.

Você já observou que muitos homens e mulheres que reprovam o comportamento dos pais, quando se casam, cometem os mesmos erros em seu relacionamento? Com certeza essas histórias se repetem dia após dia, e eu as chamo de **"ciclos destrutivos"**. Mas por que isso acontece?

Todo ser humano possui crenças, valores e comportamentos que direcionam suas escolhas. Muitas vezes, essas escolhas refletem vícios, manias e erros de familiares ou pessoas mais próximas, como na história que acabei de contar sobre o meu amigo.

E esse não é um problema que surgiu há pouco tempo. A Bíblia nos mostra no Antigo Testamento que o povo de Israel também sofreu com ciclos destrutivos. Em sua primeira Carta aos Coríntios, o apóstolo Paulo escreveu sobre esse problema enfrentado pelo povo hebreu como um alerta aos cristãos. Veja o que ele disse:

"Não sejam idólatras, como alguns deles foram, conforme está escrito: 'O povo se assentou para comer e beber, e levantou-se para se entregar à farra'. Não pratiquemos imoralidade, como alguns deles fizeram – e num só dia morreram vinte e três mil. Não devemos pôr o Senhor à prova, como alguns deles fizeram – e foram mortos por serpentes. E não se queixem, como alguns deles se queixaram – e foram mortos pelo anjo destruidor" (1 Coríntios 10:7-10).

A Bíblia mostra que Deus realizou grandes milagres durante o processo de libertação dos hebreus da escravidão no Egito. O Senhor abriu o Mar Vermelho, fez brotar água de rochas, mandou comida diretamente do céu àquelas pessoas e as guiou por uma nuvem de dia e uma coluna de fogo à noite. Mas, ainda assim, o povo foi infiel e morreu sem pisar na Terra Prometida. Sabe por quê? Por mais que eles estivessem livres, continuaram agindo como escravos do faraó. O plano original de Deus era fazer com que os hebreus atravessassem o deserto e chegassem a Canaã em poucas semanas de caminhada, afinal de contas, apenas 425 quilômetros separavam o Egito da Terra Prometida. No entanto, por causa dos ciclos destrutivos, o povo só chegou naquele local quarenta anos mais tarde. E, ainda assim, apenas Josué e Calebe conseguiram completar todo o percurso. Os demais que saíram da terra do faraó morreram pelo caminho e só os seus descendentes tomaram posse da promessa do Senhor.

Saiba disso: se tiver todas as bênçãos, recursos e habilidades, mas não tiver o coração transformado por Deus, você não conseguirá parar de caminhar em círculos. Assim como aconteceu com o povo hebreu, pode ser que exista algo em seu coração que aprisiona e não permite herdar aquilo que o Senhor já preparou para a sua vida. Um pastor norte-americano chamado Rick Warren disse que "o homem só é feliz quando está no centro da vontade de Deus". Então, sempre que formos orar, precisamos pedir ao Senhor para que Ele sonde o nosso coração e nos mostre se há alguma ferida causada por um ciclo destrutivo, e precisamos tratá-la. No caso do povo hebreu, eles fracassaram por causa de seus pecados. Então, vamos agora ver dois dos erros mais comuns para evitar cair na mesma armadilha.

1º PECADO: A IDOLATRIA

Idolatria é tudo aquilo que você coloca acima de Deus. Ela começa no coração e é por isso que o rei Salomão nos orientou a guardar o nosso coração acima de tudo, porque dele depende toda a nossa vida (Provérbios 4:23). E o povo hebreu falhou muito nesse quesito. Os quatrocentos e trinta anos que viveram como escravos no Egito fizeram com que deixassem Deus de lado e entregassem seu coração aos deuses pagãos que eram cultuados naquela terra. A idolatria era tão presente entre os hebreus que a Bíblia diz que quando Moisés foi ao monte falar com Deus e receber as tábuas com os 10 Mandamentos, aquelas pessoas ficaram tão perdidas e sem referência que convenceram Arão a fazer uma escultura de ouro de um bezerro para poderem adorá-lo. E isso custou um alto preço a eles. O Senhor queria destruí-los, e só não fez isso porque Moisés clamou por misericórdia (Êxodo 32).

Devemos saber que o nosso coração é uma fábrica de produção de ídolos. Muitos acreditam que idolatria só tem a ver com imagens, deuses e entidades, mas isso não é verdade. Há quem está pecando hoje porque tirou Deus do centro de sua vida e priorizou pessoas, instituições religiosas, bens materiais etc.

Por exemplo, eu conheci uma mulher que trabalhou mais de vinte anos em um banco muito importante. Ela passou por todos os cargos da empresa e atingiu o grande objetivo de sua vida, que era ser gerente-geral de uma agência. Ela trabalhou muito para chegar até aquele cargo, entregou tudo de si, abriu mão inclusive dos momentos que deveria passar com o marido e os filhos. Ela adorava tanto aquele trabalho que deixou de dar atenção à própria família. Entende a gravidade disso? Quando faltava pouco tempo para sua aposentadoria, o banco foi vendido para uma multinacional e ela acabou sendo demitida. Você consegue imaginar como ela ficou? Perdeu o chão, é lógico, afinal de contas, a vida se resumia àquele emprego. E o pior: os filhos cresceram, se casaram e foram viver a própria vida, enquanto o marido morreu três meses após descobrir um câncer agressivo. Essa irmã perdeu tudo o que tinha de importante na vida por causa da idolatria ao trabalho, ao *status* que um cargo de gerência oferecia. Ela ofertou ao banco o lugar que deveria ser do Senhor e, por mais que tenha se arrependido de seu pecado, nunca mais terá a família ao seu lado.

Quantas pessoas você conhece que levam uma vida como a dessa mulher? Ou, então, preste atenção e veja se você não está cometendo o mesmo erro que ela. A idolatria corrompe o coração, produz ilusão e impede as bênçãos de Deus. Diante disso, fica a pergunta: o que tem governado o seu coração? Elogios, trabalho, seu corpo? Peça para Deus sondar seu coração e identificar quais são os ídolos que estão nele.

2º PECADO: A MURMURAÇÃO

Murmurar é ignorar o cuidado e a misericórdia de Deus e reclamar daquilo que você acha que merece, mas não recebeu. E não há na história um povo que tenha murmurado tanto quanto o hebreu. Nós vimos agora há pouco tudo o que Deus fez por aquelas pessoas, mas ainda assim eles reclamavam. E de todas as passagens bíblicas que tratam sobre esse assunto, uma das mais marcantes para mim é esta:

"Não havia água para a comunidade, e o povo se juntou contra Moisés e contra Arão. Discutiram com Moisés e disseram: 'Quem dera tivéssemos morrido quando os nossos irmãos caíram mortos perante o Senhor! Por que vocês trouxeram a assembleia do Senhor a este deserto, para que nós e os nossos rebanhos morrêssemos aqui? Por que vocês nos tiraram do Egito e nos trouxeram para este lugar terrível? Aqui não há cereal, nem figos, nem uvas, nem romãs, nem água para beber!'" (NÚMEROS 20:2-5).

Se continuarmos a leitura, veremos que Moisés orou ao Senhor, que ordenou que ele pegasse a sua vara e falasse com uma rocha, pois ela daria água ao povo. Moisés estava tão irritado com as constantes reclamações dos hebreus que, em vez de falar com a pedra, bateu nela com sua vara (Números 20:8-11). A água saiu e todos mataram a sua sede, mas Moisés e Arão pagaram um preço muito alto por aquela atitude: eles foram proibidos por Deus de entrar na Terra Prometida (Números 20:12).

Quem vive reclamando age assim porque acha que merece mais do que tem. A grande verdade é que o coração do murmurador é ingrato e a murmuração é um círculo vicioso muito contagioso. Há algum tempo, fui convidado para pregar em uma igreja de uma cidade vizinha. Depois do culto, uma senhora me abordou e começou a criticar o pastor dela. Depois, falou mal dos diáconos, das músicas que o ministério de louvor estava tocando e, quando eu percebi, ela já estava reclamando da dor nas costas e da aposentadoria baixa. Depois que a mulher se afastou, o filho chegou até mim muito sem graça e pediu desculpas. Disse que todo mundo daquela igreja já conhecia a fama de murmuradora da mãe e que a avó dele era igualzinha. Consegue identificar o ciclo destrutivo aqui? Aquela senhora congregava em uma das melhores igrejas da região, tinha um pastor excelente e irmãos em Cristo atenciosos e prestativos, mas não conseguia se tornar uma pessoa melhor porque permitiu que a murmuração fosse maior do que qualquer outra coisa na sua vida.

Será que você tem permitido que a murmuração também tome conta do seu coração? Será que você tem sido grato o suficiente pelas coisas que Deus faz pela sua vida? A murmuração é algo tão sério que não prejudica só o murmurador, mas também quem convive com ele. Moisés e Arão não murmuraram quando faltou água no deserto, mas acabaram perdendo a oportunidade de entrar na Terra Prometida por causa dos murmuradores. Então, tome muito cuidado.

QUAL É A SUA VÁLVULA DE ESCAPE?

Como vimos no início, a falta de autoconhecimento — ou seja, o fato de não conhecer quem você realmente é, qual é a sua missão e para onde está indo — leva a ciclos destrutivos. É por isso que você, eu e todo aquele que crê em Jesus Cristo precisa ter o autoconhecimento verdadeiro, que é oferecido pelo Espírito Santo. Esse profundo conhecimento de si mesmo gera arrependimento, que se torna mudança de vida, e nos permite viver os planos de Deus para nós. No Salmo 139:23,24, o rei Davi fez a seguinte oração:

"Sonda-me, ó Deus, e conhece o meu coração; prova-me, e conhece as minhas inquietações. Vê se em minha conduta algo que te ofende, e dirige-me pelo caminho eterno".

Precisamos orar como Davi e estar dispostos a sermos sondados por Deus. Devemos permitir que o Senhor nos revele cada pensamento da nossa mente, cada desejo do nosso coração para, então, reconhecermos quais ciclos estão destruindo a nossa vida, comprometendo o nosso futuro e colocando em risco a nossa comunhão com o Pai.

QUEM VIVE
RECLAMANDO
AGE ASSIM PORQUE
ACHA QUE MERECE
MAIS DO QUE TEM.
A GRANDE VERDADE
É QUE O CORAÇÃO
DO MURMURADOR
É INGRATO E A
MURMURAÇÃO É UM
CÍRCULO VICIOSO
MUITO CONTAGIOSO.

Em Efésios 4:22-32, o apóstolo Paulo fala sobre comportamentos destrutivos e faz uma comparação entre quem nós fomos antes de conhecer a Palavra de Cristo e quem devemos ser depois de termos sido salvos por Ele. De acordo com o apóstolo, a pessoa que não segue o caminho de Deus é mentirosa, egoísta, se ira facilmente, furta, não tem controle sobre a língua e desagrada ao Senhor com suas atitudes. Quando ela se converte, deve ter uma postura diferente, ou seja, ser verdadeira, pura, justa, bondosa, honesta, calma e abençoadora no agir e no falar. Isso mostra que você precisa se conhecer, pois existem questões no seu subconsciente que precisam ser tratadas. Enquanto você não renunciar à sua antiga maneira de viver, não desfrutará da vida que Deus tem preparada para você.

Outra coisa que tenho percebido e que tem me preocupado é que muitos irmãos e irmãs estão cheios(as) de ciclos de infelicidade e decepção. Geralmente são pessoas que passaram por momentos tristes e traumáticos que causaram grandes feridas em sua alma — e essas feridas também as levam para a roda do hamster, que as fazem caminhar exaustivamente sem sair do lugar. E não há outra saída a não ser identificar o que está lhes causando mal e decidir mudar com a ajuda de Deus. Porém, isso não é nada fácil; esses ciclos destrutivos costumam nos levar para um lugar muito perigoso, repleto de **gatilhos emocionais**.

Esses gatilhos são situações que causam uma reação emocional intensa e excessiva dentro de nós. Entre as emoções mais comuns quando um gatilho é desencadeado estão a raiva, a tristeza, a ansiedade e o medo. E na tentativa de buscar um consolo para esses sentimentos, as pessoas procuram algum tipo de recompensa que possa reconfortá-las de alguma maneira.

Já reparou que toda vez que você se entristece com algo que gosta ou ama, busca refúgios que dão certo alívio, mesmo que momentâneo? Esses "alívios" são como descargas emocionais que amenizam o sofrimento causado pela frustração e descontentamento, mesmo que por um curto período.

Certa vez, eu estava aconselhando um rapaz que passava por uma crise no noivado e estava prestes a desistir do casamento. Ele contou que as brigas com a noiva estavam fazendo tão mal a ele que toda vez que os dois se desentendiam, ele ia para casa e acessava conteúdo pornográfico na internet como uma forma de se vingar dela.

Já uma irmã da igreja que trabalhava como secretária em um escritório me confessou que sempre abusava da bebida alcoólica e do cigarro quando era repreendida pelo seu superior na empresa.

Casos como esses são mais comuns do que imaginamos – e é bem provável que você também passe por situações que precisam de um "alívio", não é mesmo? É por isso que você precisa pedir a Deus forças para limpar a mente, caso contrário, será totalmente dominado(a) por esses gatilhos e ciclos.

E se há alguém interessado em destruir a sua vida usando essas armas é o diabo. Em Efésios, a Bíblia afirma que estamos em meio a uma guerra que não é contra outros seres humanos, mas contra Satanás e seus demônios (Efésios 6:12). O inimigo cria "fortalezas" em nossa mente por meio do engano e das "meias-verdades". E essas fortalezas nos mantêm escravizados e longe da presença do Senhor.

Existem três formas pelas quais o diabo penetra em nossa mente: tentação, acusação e mentira. Ele tenta convencer de que a pessoa não merece o amor de Deus e para isso usa a culpa e a vergonha. Mas a Bíblia diz em Romanos 8 que o papel do Espírito Santo é nos convencer e não nos condenar. Ele sempre tem algo melhor para nós, ao contrário do diabo que quer nos derrotar.

Assim, é preciso estar atento(a) a tudo aquilo que passa pela nossa mente antes de praticar alguma ação, porque é nesse momento que Satanás pode surgir com suas tentações e mentiras. Ele se aproveita de nossas fraquezas, gerando sentimentos negativos que se apoderam de nós e nos fazem agir de maneira destrutiva – e assim nos sentimos culpados e distantes de Deus.

Por exemplo: depois da ressaca, vem o remorso; depois da briga, a mágoa; depois da pornografia, a vergonha. A forma de Satanás nos matar não é tirando a vida, pois ele não tem esse poder, mas é escravizando e corrompendo a verdadeira identidade da pessoa. Com isso, ela vai se sentindo cada vez mais fraca e não merecedora do perdão e do amor de Deus.

Quando isso acontece, a situação se torna muito grave. Alguns pensam: *Se eu não sou digno de estar com Deus, por que Ele estaria ao meu lado? Por que Ele continuaria me perdoando se continuo caindo nos mesmos erros?*

E a resposta que Deus dá para esses questionamentos foi revelada no Livro do profeta Jeremias. Veja o que Ele diz:

> "Sou eu que conheço os planos que tenho para vocês', diz o Senhor, 'planos de fazê-los prosperar e não de lhes causar dano, planos de dar-lhes esperança e um futuro. Então vocês clamarão a mim, virão orar a mim, e eu os ouvirei. Vocês me procurarão e me acharão quando me procurarem de todo o coração. Eu me deixarei ser encontrado por vocês', declara o Senhor,' e os trarei de volta do cativeiro" (JEREMIAS 29:11-14).

O Senhor não desistiu de ninguém e não desistirá de você! Quando Jesus disse a Pedro que o perdão deveria ser liberado 70 vezes 7 (Mateus 18:21,22), Ele estava falando primeiro de como Ele age e, depois, de como nós deveríamos agir. Por isso, por mais que você esteja sendo dominado(a) por esses ciclos destrutivos e pelas consequências tão terríveis deles, não vire as costas para o Senhor, achando que Ele virou as costas para você.

Nós realmente não somos merecedores de Sua graça e misericórdia. Isso, no entanto, não tem a ver com quem somos, e sim com quem Deus é. Não tem a ver com o que fazemos ou deixamos de fazer, mas com aquilo que Jesus fez na cruz por nós. Por isso, devemos buscar viver em obediência à Palavra do Senhor e o resto Ele fará. Veja o que o Senhor diz:

> "Se vocês ouvirem atentamente o que ele disser e fizerem tudo o que lhes ordeno, serei inimigo dos seus inimigos, e adversário dos seus adversários" (ÊXODO 23:22).

A obediência gera a bênção. Simples assim. Nesta passagem, vemos que o Senhor se coloca como um aliado na guerra. E para que isso aconteça, é preciso, além de obediência, ter um relacionamento íntimo com Ele. E essa intimidade se conquista com uma vida de oração.

Orar não é falar palavras bonitas e decoradas, mas abrir o coração diante de Deus com sinceridade. Jesus é o maior exemplo de alguém que orava muito. Ele orou no seu batismo; em lugares solitários quando estava no deserto; antes de escolher os seus discípulos; quando alimentou uma multidão de 5 mil pessoas; pelas crianças e quando seu amigo Lázaro morreu.

Jesus é o nosso modelo. Então, quando estiver angustiado(a) ou com problemas no casamento, experimente orar. Quando estiver prestes a falir, faça uma oração. Se sente que alguém tenta prejudicá-lo, ore por essa pessoa. Deus tem muitas bênçãos reservadas para você e Ele prometeu que nunca abandonará ninguém. Mas tudo depende da sua confiança nEle.

Como a nossa vida seria melhor se orássemos a Deus antes de tomar qualquer decisão ou em momentos de tensão ou raiva, não é mesmo!? Com certeza evitaríamos muitas tragédias e desgastes. Por isso, não queira quebrar os ciclos destrutivos sozinho(a), pois não vai conseguir. É preciso ter Deus como aliado.

Um dos maiores exemplos de como é possível quebrar um ciclo destrutivo dentro da família pode ser encontrado no Livro de 2 Reis. A Bíblia conta a história de um rei chamado Ezequias que cresceu em um ambiente totalmente desfavorável. Seu pai, o rei Acaz, era perverso e mau, e com certeza passou a vida ensinando o filho a viver do mesmo modo, mas Ezequias tinha Deus como seu aliado. Veja o que a Bíblia diz:

> "Ezequias confiava no Senhor, o Deus de Israel. Nunca houve ninguém como ele entre todos os reis de Judá, nem antes nem depois dele. Ele se apegou ao Senhor e não deixou de segui-lo; obedeceu aos mandamentos que o Senhor tinha dado a Moisés. E o Senhor estava com ele; era bem-sucedido em tudo o que fazia" (2 REIS 18:5-7).

O rei Acaz era um idólatra e chegou até a queimar um de seus filhos em sacrifício, imitando os costumes detestáveis das nações inimigas de Israel (2 Reis 16:3). Mas Ezequias era diferente: ele não repetiu os erros do pai. Mesmo sendo influenciado durante a infância e adolescência, ele preferia obedecer a Palavra de Deus, porque era reto de coração. Foi um dos poucos reis de Israel que não tiveram a vida marcada pela idolatria, mas sim pela obediência e pelo amor ao Senhor. Ou seja, ele rompeu com o ciclo destrutivo! E você também pode fazer isso, mas, primeiro, precisa identificar os ciclos destrutivos nos quais está inserido(a). Então, faça uma análise do seu contexto familiar e preste atenção nos seus comportamentos, pois você pode estar praticando as mesmas coisas negativas que seus pais ou qualquer outra pessoa que influencia ou influenciou a sua vida praticavam.

A boa notícia é que Jesus está ao seu lado. Ele é o único que pode preencher o vazio do seu coração, trazer esperança a uma família desiludida, dar luz para quem está nas trevas. Jesus é o pão vivo que desceu do céu. Ele é o seu aliado!

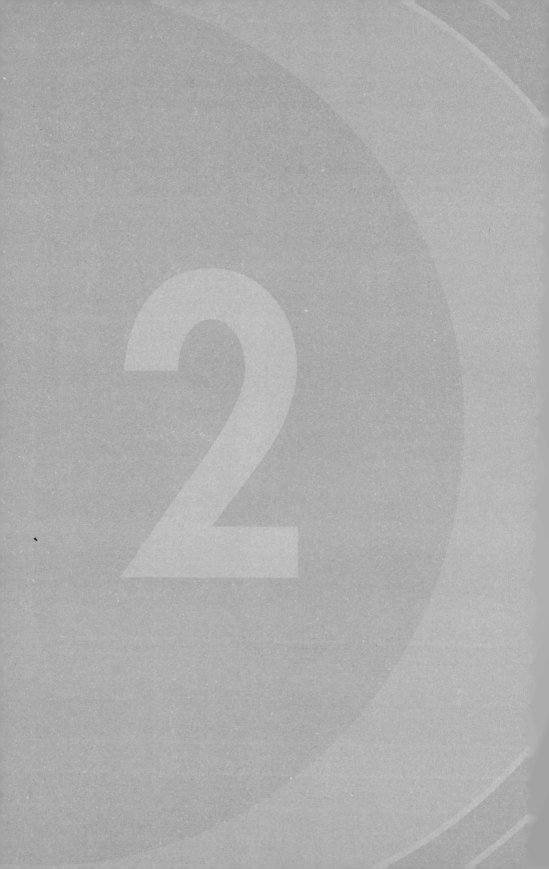

O PROBLEMA EXISTE E É PRECISO RECONHECÊ-LO

Eu quero começar este capítulo contando a história do Pedro, pois ela vai ajudar a entender um pouco mais sobre a origem dos ciclos destrutivos.

A mãe do Pedro nasceu em berço cristão. Aos 18 anos, ela liderava o ministério de louvor quando, em uma festa da faculdade, conheceu um moço que ela julgava ser o amor de sua vida, o seu "príncipe encantado". Diferente dela, o rapaz não frequentava uma igreja e não se importava com a vida espiritual. Ele vivia mais nos bares perto da faculdade do que em sala de aula.

Mesmo contra a vontade dos pais da moça, eles começaram a namorar e ela acabou engravidando poucos meses depois do início do relacionamento. Os pais da jovem ficaram muito decepcionados e forçaram os dois a se casar, pois não aceitavam que a filha fosse mãe solteira. Por causa da gravidez, a moça abandonou o curso de Direito e o marido fez o mesmo, porque o salário que ele ganhava não era suficiente para sustentar uma família e pagar pelos estudos. Em pouco tempo, ele acabou entrando em depressão e, por causa da grande responsabilidade, começou a passar mais tempo nos bares do que em casa, se tornando um viciado em bebidas alcoólicas. Do pouco dinheiro que ele ganhava como ajudante em uma oficina mecânica, quase nada chegava para o sustento da família. E, para agravar a situação, pouco tempo depois, eles tiveram mais uma filha.

E foi nesse cenário que Pedro cresceu: com uma mãe amargurada pelas escolhas erradas que fez no passado e um pai depressivo e alcoólatra. Na primeira vez que conversamos, Pedro me contou que, até os 10 anos, só havia visto o pai sóbrio no dia do batizado de sua irmã. No dia do aniversário de 15 anos de Pedro, o pai passou mal no trabalho e precisou ser internado às pressas. Dois dias depois, ele morreu de cirrose.

Pedro passou a adolescência com raiva do pai e vivia dizendo para si mesmo que seria diferente quando tivesse a própria família, mas não foi o que aconteceu. Ele também engravidou uma moça e se tornou pai antes dos 20 anos. Pedro não se casou, mas a frustração de ter cometido o mesmo erro do seu pai o levou para o mesmo caminho: o álcool. Hoje ele tem 30 anos, está internado em uma clínica de recuperação para viciados e tem pouco contato com o filho. Durante uma conversa que tivemos, ele disse que sentia vontade de morrer; segundo ele, "foi vítima da mesma maldição que o pai".

O rapaz tinha muita mágoa e detestava a postura que o pai teve com a família, porém, repetiu esse comportamento. É assim que funcionam os ciclos destrutivos: certos hábitos ficam tão enraizados em nós que, por mais que não os aprovemos, acabamos por reproduzi-los. E como vimos no caso do Pedro, muitos desses padrões comportamentais vêm de alguém próximo a nós, como o pai ou a mãe, como se fosse uma bagagem, uma herança maldita. E o peso desse histórico, somado à repetição de atos e pensamentos, nos aprisiona em um ciclo tão negativo que não nos deixa superar problemas financeiros, familiares e de relacionamentos, por exemplo. Veja a triste história de Pedro, que perdeu contato com seu filho e hoje vive em uma clínica.

E a questão é: por que isso acontece? Por que as pessoas repetem os mesmos erros que seus pais? Por que elas insistem em permanecer na "roda do hamster", mesmo sabendo que não estão tendo nenhum progresso? Basicamente, por três motivos principais: **questões espirituais, psicológicas e científicas**.

O CICLO ESPIRITUAL

A primeira questão que devemos entender é que existe uma batalha espiritual acontecendo. Como vimos no capítulo anterior, todo ser humano passa por batalhas contra inimigos que não são de carne e sangue, e que fazem de tudo para destruir a nossa comunhão com Deus por meio de uma arma muito perigosa chamada "pecado". Sim, é pelo pecado que inúmeros ciclos destrutivos começam.

Vamos voltar à história que contei anteriormente. A mãe de Pedro contrariou a vontade dos pais e resolveu namorar um rapaz que não compartilhava da mesma fé que ela e, pouco depois, acabou engravidando do namorado. Perceba que há três pecados muito graves que, querendo ou não, foram a causa de todos os problemas que essa família enfrentou. Primeiro, ela não honrou os seus pais (Efésios 6:1-4), depois entrou em jugo desigual ao se relacionar com um incrédulo (2 Coríntios 6:14,15) e, por fim, teve relações sexuais com o namorado fora do casamento, o que é considerado fornicação, de acordo com Efésios 5:3.

Quero que fique bem claro que não estou julgando essa mulher, pois não cabe a mim fazer isso. Meu objetivo é mostrar que foi por meio desses pecados que Satanás lançou uma série de maldições sobre a vida dessa família: depressão, alcoolismo, problemas financeiros, abandono, doença e morte. Você consegue perceber o tamanho do cativeiro que foi criado? E o pior: o filho entrou nesse mesmo ciclo destrutivo e está pagando um alto preço até hoje.

E algo semelhante aconteceu com os judeus no passado. Em 2 Reis 17, a Bíblia nos conta que aquele povo estava praticando idolatria. Quando as pessoas foram repreendidas pelos profetas de Deus, elas agiram com arrogância, pois já estavam com o coração endurecido pelo pecado. Elas eram vaidosas e estavam mais preocupadas com a aparência do que com a vida espiritual, tanto é que chegaram a esculpir imagens para adorar a si mesmas. Então, Deus se irou e derramou juízo contra elas, fazendo com que Israel nunca mais fosse a mesma. Além disso, o Senhor permitiu que os assírios invadissem o território daquela nação, tomando os seus bens e levando o povo como escravo.

Por causa do pecado, a nação de Israel sofreu muito e os filhos daqueles que ignoraram os profetas, desobedeceram a Deus e idolatraram a si mesmos, colheram os frutos terríveis plantados pelos pais. Eles cresceram pobres, escravizados e sem esperança de melhora de vida. Foi somente depois de muitos anos que o ciclo foi quebrado por pessoas que decidiram voltar o coração para Deus e mudar de comportamento. O apóstolo João disse que devemos fazer o mesmo:

"Se confessarmos os nossos pecados, Ele é fiel e justo para perdoar os nossos pecados e nos purificar de toda injustiça" **(1 João 1:9)**.

DESMISTIFICANDO AS "MALDIÇÕES HEREDITÁRIAS"

É preciso abrir um parêntese importante aqui! É por causa de situações como as da família de Pedro e as dos israelitas que muitos cristãos dizem que esse tipo de ciclo destrutivo é, na verdade, uma maldição hereditária, ou seja, uma espécie de praga espiritual que passa de geração em geração, fazendo com que os jovens estejam presos nos erros dos mais velhos e recebam o mal como herança. E para defender essa tese, essas pessoas usam a passagem da Bíblia, na qual Deus diz o seguinte:

> "Não te prostrarás diante deles nem lhes prestarás culto, porque eu, o Senhor teu Deus, sou Deus zeloso, que castigo os filhos pelos pecados de seus pais até a terceira e quarta geração daqueles que me desprezam, mas trato com bondade até mil gerações aos que me amam e guardam os meus mandamentos" **(ÊXODO 20:5,6)**.

Sabemos que Satanás é o nosso grande inimigo e eu acredito que existem, sim, demônios que acompanham a mesma família por séculos com o objetivo de escravizar as pessoas em pecados, vícios, mentiras, tragédias, doenças etc. De acordo com a Bíblia, esses demônios são chamados de "espíritos familiares".

Por acompanhar as famílias durante tanto tempo, eles sabem de tudo o que acontece no meio delas. Quando alguém busca ter contato com algum familiar que já morreu, os demônios se passam pelo ente falecido e, para trazer o engano, dão sinais muito convincentes de que são quem dizem ser. É por isso que a Bíblia condena em várias passagens a consulta aos mortos (Isaías 8:19,20; Deuteronômio 18:10,11).

Vou dar um exemplo sobre isso:

Os filhos de um empresário muito rico e renomado estavam brigando por causa da herança deixada pelo pai que havia morrido há poucos meses. Eles não conseguiam chegar a um acordo, então resolveram procurar um médium para ajudá--los a falar com o pai. E, surpreendentemente, uma carta psicografada revelou que, no quarto daquele homem, havia um cofre escondido onde ele havia deixado dinheiro, documentos importantes e um testamento. Além disso, a carta revelava o código daquele cofre, que somente o pai sabia.

O espírito familiar não trouxe essas revelações para fazer o bem àqueles filhos, mas para fazê-los acreditar que estavam realmente falando com o pai, mantendo-os presos em uma mentira.

A Bíblia diz que todos nós, bons ou maus, temos o mesmo destino: a morte. Também diz que aquelas pessoas que morreram nada sabem e nada podem fazer. Veja:

"Quem está entre os vivos tem esperança; até um cachorro vivo é melhor do que um leão morto!" (ECLESIASTES 9:4).

Ou seja, o espírito das pessoas que já morreram não pode fazer nada, nem se comunicar com médiuns. E Jesus disse no evangelho de Lucas 16:26 que entre os vivos e os mortos há um grande abismo, de modo que os que desejam passar de lá para cá não conseguem. Por isso, quando um ente querido entra em contato por uma carta psicografada ou por meio de uma aparição, na verdade são espíritos enganadores, descritos na Bíblia como demônios.

Eles veem tudo ao nosso redor e a única coisa que não conseguem é ler os nossos pensamentos. O apóstolo Pedro diz que o diabo é como o leão que anda ao nosso redor (1 Pedro 5:8), e por isso ele conhece os segredos de uma pessoa e é capaz de imitar sua voz, seus gestos e até a sua caligrafia.

O diabo não tem o poder de levar uma maldição para gerações futuras simplesmente por elas terem o sangue de quem deu início ao ciclo destrutivo, como acreditam os defensores dessa teoria baseada em Êxodo 20:5,6.

Apesar desse Livro fazer parte do Antigo Testamento e não servir para nós, a Igreja de Cristo, pois vivemos no período da nova aliança por meio de Jesus, vamos analisar essa teoria: a própria passagem bíblica esclarece o porquê de a maldição hereditária não se sustentar. Quando analisamos os versículos da maneira correta, percebemos que os dois estão interligados. No verso 5, a Bíblia diz que Deus castiga os filhos pelos pecados de seus pais até a terceira e quarta geração. Mas é preciso considerar também o verso 6, no qual o Senhor afirma que trata com bondade até mil gerações aos que O amam e guardam os Seus mandamentos.

Ou seja, a bênção do Senhor é infinitamente maior do que qualquer maldição. Se o filho de uma pessoa incrédula entrega a sua vida a Jesus e começa a praticar Seus ensinamentos, não há maldição do passado que resista a esse movimento de fé (Romanos 8:1; 2 Coríntios 5:17).

E outro detalhe: o texto de Êxodo 20 apresenta uma linguagem figurada, como ocorre em vários outros Livros da Bíblia. No versículo 5, Moisés usou a expressão "terceira e quarta geração", muito utilizada no idioma hebreu para tratar de um castigo longo e intenso, não de algo que literalmente se perpetua de pai para filho. Já no versículo 6, lemos uma hipérbole, que é uma expressão exagerada para demonstrar a grandeza daquilo que está sendo falado. O verdadeiro sentido dessa passagem bíblica é que Deus tem uma grande alegria em abençoar aqueles que decidem seguir o Seu caminho.

Resumindo: o prazer de Deus não é castigar, mas manifestar a Sua bondade. Então, Êxodo 20:5,6 não tem nada a ver com maldição hereditária. Em Deuteronômio, que também foi escrito por Moisés, o Senhor disse o seguinte:

> "Prestem atenção! Hoje estou pondo diante de vocês a bênção e a maldição. Vocês terão bênção, se obedecerem aos mandamentos do Senhor, o seu Deus, que hoje lhes estou dando; mas terão maldição, se desobedecerem aos mandamentos do Senhor, o seu Deus, e se afastarem do caminho que hoje lhes ordeno, para seguir deuses desconhecidos" (DEUTERONÔMIO 11:26-28).

É ASSIM QUE FUNCIONAM OS CICLOS DESTRUTIVOS: CERTOS HÁBITOS FICAM TÃO ENRAIZADOS EM NÓS QUE, POR MAIS QUE NÃO OS APROVEMOS, ACABAMOS POR REPRODUZI-LOS.

Deus colocou diante de Israel duas opções: a bênção e a maldição, e cabia ao povo decidir o caminho a trilhar. Se obedecessem aos mandamentos, seriam abençoados; se desobedecessem, seriam amaldiçoados. Porém, isso não tem nada a ver com maldição hereditária, como muitos afirmam.

Em João 8:31,32, Jesus disse:

"Se vocês permanecerem firmes na minha Palavra, verdadeiramente serão meus discípulos. E conhecerão a verdade, e a verdade os libertará".

Isso significa que se seguirmos os passos de Jesus e buscarmos um relacionamento íntimo com Ele, nenhuma maldição, ciclo destrutivo ou prisão espiritual serão capazes de nos escravizar! E como vimos no exemplo do começo do capítulo, o ciclo só continuou porque o filho escolheu, conscientemente ou não, cometer os mesmos erros do pai. Nenhuma maldição estava decretada sobre ele.

O CICLO PSICOLÓGICO

Vimos no primeiro tópico o quanto o pecado pode influenciar as escolhas que uma pessoa faz durante a vida. Porém, nem todos os ciclos destrutivos têm a ver com o plano espiritual. Você pode até não acreditar, mas nem tudo é culpa do diabo. Deus nos deu o livre-arbítrio e por meio dele podemos tomar as decisões que vão nortear a nossa caminhada por este mundo. No caso do Pedro, a convivência com o pai alcoólatra fez com que ele repetisse o mesmo ciclo.

Há algum tempo, eu recebi um e-mail de uma mulher de pouco mais de 30 anos que aqui vou chamar de Aline. Ela me escreveu o seguinte:

"Pastor, eu nunca quis viver o que a minha mãe viveu com o meu pai e com os outros homens com os quais ela se relacionou depois do divórcio. Porém, todos os meus relacionamentos amorosos são ruins e acabo vivendo os mesmos problemas que ela. Não sei o que estou fazendo de errado. Me ajude, pelo amor de Deus!".

Seja na forma de lidar com o dinheiro (gastando de modo irresponsável, sempre passando por crises financeiras ou sendo mesquinho e egoísta), no costume de reclamar de tudo e de todos, no modo como trata os filhos ou na maneira que se comporta nos relacionamentos amorosos, o ser humano tende a reproduzir um hábito ou comportamento familiar que nunca aprovou – como aconteceu no caso da Aline.

E nem sempre é fácil lidar com isso. Na maioria das vezes, alguém que está de fora da situação (esposo ou esposa, por exemplo) nos critica e chama a nossa atenção para essa repetição. Eu mesmo já perdi a conta das vezes que a minha esposa, Thaís, me disse: "Nossa, você está parecendo a sua mãe agindo desse jeito!". E a gente acaba levando um susto, não é mesmo? Afinal, não é bom ter a consciência de que aquilo que criticamos tanto está enraizado em nós.

Para tratar esse tipo de ciclo destrutivo, é preciso entender que cada família possui um padrão de comportamento, de crenças e de valores que a direcionam na maneira de se relacionar com os outros e de enfrentar as batalhas da vida. Esse padrão de nossos antepassados é herdado por nós por meio da **convivência**, por isso que muitas vezes é complicado detectar o motivo pelo qual você faz algo que não aprova.

Por exemplo: a família de um amigo meu tem origem italiana e, entre outros costumes, eles gostam de falar alto e gesticular muito. E por mais que esse amigo deteste a forma com que o pai e os tios se comunicam, ele vive reproduzindo a mesma prática, sem perceber. E quando a esposa chama a atenção, ele fica irritado e frustrado porque repetiu o costume dos seus antepassados.

E por que nós repetimos esses padrões, se não os aprovamos?, você pode estar se perguntando. E a resposta é simples: é porque a repetição de padrões familiares é feita de modo inconsciente. Mesmo sem perceber, nos tornamos leais aos nossos padrões familiares porque temos medo de "trair" nossas raízes. É como se, ao decidirmos ter uma postura diferente, estivéssemos virando as costas para nossos pais.

Reproduzir o modelo de nossos antepassados pode ser uma maneira inconsciente de nos manter unidos e nos sentirmos amados por eles. A possibilidade de fazer diferente gera medo, mesmo que inconsciente, de perder esse vínculo com os pais e de sofrer rejeição.

Acontece que essa "fidelidade familiar" não se limita apenas a falar alto, como no exemplo do meu amigo. Nós também acabamos repetindo ciclos destrutivos, como no caso da moça que me enviou aquele e-mail pedindo ajuda. Ou seja, são justamente essas lealdades cegas que, muitas vezes, nos impedem de ter uma vida financeira próspera, relacionamentos amorosos e familiares saudáveis e comportamentos melhores na sociedade.

E por que repetimos o que nos fez e nos faz tão mal? Nós repetimos aquilo que nos feriu no passado e que ainda nos fere porque não conseguimos enfrentar aquela dor racionalmente, já que parte da mente ficou bloqueada pela dor. Isso cria em nós padrões mentais e emocionais ruins, que acabam sendo repassados para as próximas gerações.

Mas existe mais um fator psicológico que explica a repetição dos ciclos destrutivos: **a zona de conforto**. É muito mais fácil reproduzir um comportamento do que quebrá-lo. Dá menos trabalho manter um padrão conhecido do que se esforçar para mudar e fazer as coisas de um jeito novo, mesmo que melhor.

COMO QUEBRAR O CICLO DE RELACIONAMENTOS RUINS?

Se a história está repetindo o modelo negativo da história dos pais, é preciso quebrar esse ciclo imediatamente. E o primeiro passo é questionar os comportamentos que identificamos como repetições de atitudes de nossos familiares. Você e eu não nascemos de pais perfeitos. Eles também têm suas histórias, suas fraquezas e, consequentemente, suas falhas. Assim como nós, eles são vítimas de outras vítimas. E para consertar o presente, precisamos, muitas vezes, voltar ao passado. Do contrário, continuaremos tomando as mesmas decisões erradas.

E se você tem dificuldade para resolver essas questões, se esse processo for muito doloroso, o mais indicado é buscar ajuda de um profissional capacitado que poderá acompanhá-lo. Para mim, seria muito fácil dizer que tudo se resume ao espiritual e que se resolve com jejum e oração, mas isso não é verdade. As pessoas influenciam a nossa mente, nos levam a ter determinados comportamentos e, muitas vezes, nos levam a essas prisões. Apenas quando olhamos para dentro de nós mesmos e identificamos essas dores é que conseguimos encontrar o caminho para a cura. Eu sei que ainda existe no meio cristão um preconceito muito grande em relação ao tratamento psicológico, mas ele é extremamente necessário nesses casos.

Assim como um cardiologista é a pessoa mais indicada para tratar o coração e um oftalmologista é o profissional preparado para curar os olhos, o psicólogo é aquele que tem conhecimento suficiente para ajudar nesse processo de cura interior. Se ele for cristão, melhor ainda. Busque um terapeuta com o qual você sinta afinidade e comece a se tratar.

APENAS QUANDO OLHAMOS PARA DENTRO DE NÓS MESMOS E IDENTIFICAMOS ESSAS DORES É QUE CONSEGUIMOS ENCONTRAR O CAMINHO PARA A CURA.

O CICLO GENÉTICO

Além do fator psicológico, muitas das nossas características são definidas pelos genes, pedaços de informações microscópicas que herdamos de nossos pais e que ficaram arquivadas dentro de nossas células. Esse código genético não compõe apenas a nossa aparência, por exemplo, a cor dos olhos, da pele e dos cabelos, mas também características que podem definir como será o nosso futuro.

Luciana tem 40 anos e sofre com obesidade desde a infância. Por causa disso, ela sofreu muito com o bullying na escola, a rejeição dos garotos na adolescência e o preconceito das pessoas na vida adulta. Se não fosse o bastante, ela tinha problemas sérios de saúde, como a diabetes e a hipertensão. Tudo isso tirou a sua alegria de viver, que começou a passar dias e noites trancada dentro de casa com depressão. Para ela, a obesidade é um "incurável castigo de Deus" que acompanha a família há gerações, afinal, a bisavó, a avó, a mãe e a irmã mais velha sofreram do mesmo mal – as duas últimas, inclusive, acabaram morrendo ainda jovens devido a complicações no quadro de saúde.

Luciana não deixa de ter razão em um ponto: ela é vítima, sim, de um ciclo destrutivo, mas não se trata de uma "maldição hereditária" como vimos há pouco. É um ciclo genético, do qual ela herdou de suas antepassadas uma predisposição à obesidade e à doenças crônicas.

Ela está enganada quando pensa que a obesidade e as doenças crônicas são uma sentença de morte e que, por causa de seu histórico familiar, está condenada. É lógico que a predisposição genética é um fator sério que aponta para uma tendência a ter complicações, porém ela não sela o destino de uma pessoa, não é um atestado de óbito. A medicina tem diversos estudos que comprovam que ter hábitos saudáveis podem afastar ou até reverter esse quadro de saúde debilitada.

A grande questão é que, para que isso ocorra, é preciso que haja uma quebra desse ciclo destrutivo, assim como nos casos dos ciclos espirituais e psicológicos. A pessoa precisa decidir fazer diferente do que faziam os seus pais. Vamos ver o caso de Luciana, por exemplo: em vez de passar os dias descontando toda a angústia e decepção na comida, ela precisa deixar a "prisão" que é a sua casa, abandonar a zona de conforto que criou e ir à luta, mudando seus hábitos e fazendo escolhas mais saudáveis.

Quando uma pessoa, mesmo com uma predisposição genética desfavorável, mantém hábitos saudáveis, as chances de ela desenvolver essas doenças se tornam muito menores. Eu tenho um amigo que atua na área da medicina que garante que é possível ter uma vida longa e feliz mesmo quando o histórico clínico da sua família é extremamente preocupante. Então, é possível quebrar vários ciclos genéticos apenas estimulando os nossos genes por meio de boa alimentação, hidratação, qualidade de sono e atividade física regular. A grande questão é que as pessoas não herdam apenas os genes de suas famílias; também herdam os hábitos, e tendem a carregar para a vida adulta comportamentos alimentares ou uma rotina sedentária, entre outros fatores que favorecem o surgimento de doenças. Quem come mal, não dorme, fuma ou consome bebidas alcoólicas, por exemplo, vai acabar por repetir os erros de seus antepassados e, provavelmente, colher os mesmos frutos ruins que eles colheram.

E tem mais um ponto importante que é preciso lembrar: o nosso corpo não é importante apenas para a saúde física, mas também para a espiritual. Quem afirmou isso foi o apóstolo Paulo, que escreveu o seguinte:

"Acaso não sabem que o corpo de vocês é santuário do Espírito Santo que habita em vocês, que lhes foi dado por Deus, e que vocês não são de si mesmos? Vocês foram comprados por alto preço. Portanto, glorifiquem a Deus com o corpo de vocês" (1 Coríntios 6:19,20).

Isso mostra que o cristão deve ter um templo bem cuidado, sem imoralidades ou práticas que desagradem ao Senhor.

E agora que você já identificou que o problema existe e sabe que ele pode ser solucionado, vamos seguir em frente, porque você não está sozinho(a) nesta batalha!

O NOSSO CORPO NÃO É IMPORTANTE APENAS PARA A SAÚDE FÍSICA, MAS TAMBÉM PARA A ESPIRITUAL.

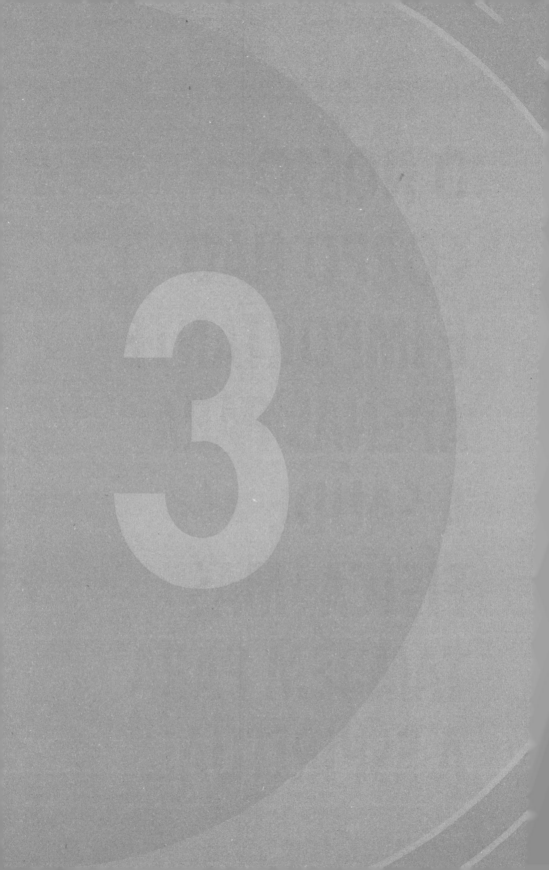

VOCÊ NÃO PRECISA CAMINHAR SOZINHO(A)

Reconhecer que temos um problema é o primeiro passo para resolvê-lo. Se é possível identificar qual é o ciclo destrutivo que escraviza e prende na roda do hamster, além de reconhecer a sua origem, podemos considerar que já começou o processo de libertação das amarras espirituais, psicológicas ou genéticas que tanto aprisionam. Porém, há duas notícias que eu preciso dar sobre esse processo de libertação, uma ruim e outra muito boa.

A má notícia é que os ciclos destrutivos que passam anos prejudicando uma vida não serão destruídos do dia para a noite. Vai ser preciso muita paciência, disciplina e força de vontade para conseguir remover essa raiz que está plantada dentro da alma, é um processo longo e não dos mais fáceis.

A boa notícia é que ninguém não está sozinho(a) nessa jornada de libertação, porque Deus está estendendo a Sua mão poderosa a favor de quem precisa neste exato momento. E, volto a lembrar: isso não tem a ver com merecimento, mas sim com quem o Senhor é. No Salmo 106, o rei Davi faz uma linda declaração sobre essa característica do Pai:

"Aleluia! Deem graças ao Senhor porque ele é bom; o seu amor dura para sempre" (SALMOS 106:1).

O apóstolo Paulo afirmou que Cristo veio ao mundo e permitiu ser morto em uma cruz para que nós fôssemos livres (Gálatas 5:1). Jesus não sofreu todas aquelas humilhações, perseguições e agressões para que hoje você seja refém de um ciclo destrutivo. Ele quer nos ver libertos de tudo o que aprisiona, entristece e faz mal! E quero contar uma história que vai ilustrar isso que eu acabei de dizer.

Eu conheci a Juliana em fevereiro de 2015, durante o acampamento de carnaval da minha igreja. Ela não era convertida e foi até aquele evento a convite de uma amiga que estava tentando ajudá-la a sair de um período de depressão que começou após o fim de seu noivado.

Durante uma tarde em que a liderança estava aconselhando jovens, essa moça veio até mim e contou um pouco de sua história. Juliana havia sido abandonada pelo ex-noivo um mês antes da data do casamento. Ela disse que o relacionamento era abusivo, pois ele era ciumento, controlador, infiel e, em duas oportunidades, a havia forçado a ter relações sexuais com ele – ou seja, a estuprou.

Diante de tudo aquilo, eu procurei entender como havia sido a infância de Juliana, como era o relacionamento dos pais, e descobri que a mãe dela tinha passado pelos mesmos problemas com o marido. O pai de Juliana era um homem muito severo e controlador, que não deixava a esposa sequer ir ao supermercado sozinha. Era ele também quem escolhia as roupas que a mulher poderia usar e com quem ela poderia conversar. O casamento dos pais de Juliana acabou quando ela viu o pai dentro do carro com uma amante. Mesmo com medo de ser agredida, resolveu contar tudo para a mãe. Com raiva, o homem as expulsou de casa e elas foram viver no interior de Minas Gerais.

Juliana estava muito ferida e procurava ajuda desesperadamente. Graças a Deus, durante aquele acampamento ela aceitou a Jesus como Senhor e Salvador de sua vida. Juliana foi discipulada e, no final daquele mesmo ano, batizada, mas a moça continuava presa naquele ciclo destrutivo. Ela se relacionou com alguns rapazes e a história sempre se repetia: ciúmes, abusos, traição e abandono.

Foi então que ela percebeu que estava andando em círculos como o povo hebreu no deserto. Decidiu que não iria mais se relacionar com ninguém até que Deus curasse suas feridas e a libertasse daquele cativeiro. Foram três anos de muita oração, aconselhamento pastoral e tratamento psicológico.

Não foi nada fácil passar por aquele deserto, porém, ela parou de andar em círculos. Agora ela sabia de onde veio e até onde queria chegar. E o melhor: ela tinha a segurança de saber que Jesus estava caminhando ao lado dela. O tempo passou até que, em outro acampamento de carnaval, no mesmo lugar em que ela se converteu, o Senhor apresentou Marcelo à Juliana. Ele era um rapaz que tinha prazer em servir a Deus. Poucos meses depois, eles já estavam casados e hoje vivem um relacionamento pleno, muito diferente de tudo o que ela já havia vivido até então. Agora, Juliana é uma mulher livre.

Jesus é especialista em libertar! Quando O reconhecemos como nosso único Senhor e Salvador, a nossa vida é transformada. É por isso que a Bíblia diz, em 2 Coríntios 5:17, que *"se alguém está em Cristo, é nova criação. As coisas antigas já passaram; eis que surgiram coisas novas!"*.

E por falar na Bíblia, o capítulo 4 do evangelho de João conta que, certa vez, Jesus passou pela região de Samaria. Enquanto seus discípulos foram à cidade comprar comida, o Senhor foi até um poço para tomar água. Lá, encontrou uma mulher samaritana da região. Ao se aproximar, Ele lhe pediu um pouco de água.

JESUS É ESPECIALISTA EM LIBERTAR! QUANDO O RECONHECEMOS COMO NOSSO ÚNICO SENHOR E SALVADOR, A NOSSA VIDA É TRANSFORMADA.

A mulher ficou surpresa, porque os judeus não se davam bem com os samaritanos. Então Jesus lhe explicou que ele tinha Água Viva, capaz de matar a sede da alma e dar a vida eterna (João 4:13,14). Intrigada, a mulher sentiu o desejo de beber dessa água, que representa o Espírito Santo. Jesus, por saber que ela tinha "sede" de ser amada, pediu que buscasse seu marido. Ela respondeu que não tinha marido e Cristo revelou que sabia que ela já havia tido cinco maridos e agora estava morando com outro homem com quem não era casada (João 4:16-17). Naquele momento, ela ficou surpresa e O reconheceu como um profeta enviado por Deus.

Então saiu correndo até a sua cidade e contou a todos sobre o que acabara de presenciar ali. Ela convenceu numerosos samaritanos a irem ouvir Jesus falar e, por causa disso, muitos daquela cidade se converteram (João 4:39-41).

Essa história nos mostra um Deus que quebra ciclos destrutivos: Jesus rompeu todas as barreiras para demonstrar compaixão a uma mulher pecadora. Ele não a acusou por já ter tido cinco maridos e estar morando com um homem com quem não era casada, e mais: a fez enxergar que somente Ele poderia preencher o vazio do seu coração, e não os relacionamentos humanos. Só Ele tem a Água Viva que mata a sede da alma, e mostrou porque é essencial que O busquemos de todo o coração.

Não importa o quão triste e solitária uma pessoa se sinta, Jesus é o único que pode tirar um homem ou uma mulher da escuridão e o(a) purificar de todo o pecado. Precisamos lançar sobre Ele todas as nossas enfermidades, rejeições, ansiedades e sentimentos de solidão, porque Ele mesmo diz:

"Venham a mim, todos os que estão cansados e sobrecarregados, e eu lhes darei descanso. Tomem sobre vocês o meu jugo e aprendam de mim, pois sou manso e humilde de coração, e vocês encontrarão descanso para as suas almas. Pois o meu jugo é suave e o meu fardo é leve" (MATEUS 11:28-30).

Você consegue perceber o quanto aceitar esse convite de Jesus pode transformar a sua história? Ele está de braços abertos, esperando você ir em Sua direção e entregar as dores, os medos, as angústias e os pecados nas mãos dEle. Em troca, o Senhor dará paz, descanso e cura.

Nós fomos criados à imagem e semelhança de Deus, porém, o pecado veio e nos separou da presença do Pai. A Bíblia diz que o Senhor nos amou a tal ponto que enviou o Seu Filho Jesus para morrer na cruz pelos nossos pecados e nos reconciliar com Ele (João 3:16).

Quando você crê em Jesus como seu Salvador, recebe a salvação, e uma mudança interior começa a acontecer por meio do Espírito Santo. Com Cristo, você não estará mais sozinho(a) e, se estiver disposto(a), Ele ajudará a quebrar os ciclos destrutivos que tanto atrapalham a vida e o(a) fazem sofrer.

A partir dos próximos capítulos, eu vou apontar os passos necessários para vencer os ciclos destrutivos de uma vez por todas. Se prepare, porque a sua vida nunca mais será a mesma!

COM JESUS, VOCÊ NÃO ESTARÁ MAIS SOZINHO(A) E, SE ESTIVER DISPOSTO(A), ELE AJUDARÁ A QUEBRAR OS CICLOS DESTRUTIVOS QUE TANTO ATRAPALHAM A SUA VIDA E O(A) FAZEM SOFRER.

IDENTIFI-CANDO HÁBITOS E COMPORTA-MENTOS DESTRUTIVOS

Bíblia diz que Jesus nos resgatou do domínio das trevas por meio de Sua morte e ressurreição. Mas se Ele realmente nos salvou, por que o mal ainda existe? Por que ainda passamos por tantas lutas e dores na vida? Muitos cristãos (principalmente os recém-convertidos) fazem essas perguntas quando não conseguem abandonar um ciclo destrutivo. Eu mesmo já me questionei sobre isso algumas vezes no passado. E, por incrível que pareça, Deus me deu a resposta usando uma guerra como exemplo.

Meu tio Mariano é um historiador fascinado por histórias de guerras. Ele sabe tudo sobre as batalhas que já aconteceram no mundo desde a antiguidade e me lembro que, certa vez, ele me contou que, durante a Segunda Guerra Mundial, as tropas aliadas (Canadá, Estados Unidos e Reino Unido) invadiram as praias no norte da França, que haviam sido tomadas pelo exército alemão. Isso aconteceu no dia 6 de junho de 1944 e mudou a história da guerra, praticamente decretando a derrota do exército nazista comandado por Adolf Hitler. Esse dia ficou marcado na história como o "Dia D".

Mesmo sendo o início do fim da guerra, a batalha entre as forças aliadas e os alemães continuou por quase um ano, até que os nazistas finalmente se renderam em 8 de maio de 1945. Perguntei ao meu tio por que a batalha continuou por tanto tempo, e ele me disse que os inimigos permaneceram lutando porque sabiam que estavam perdidos, mas queriam causar o maior estrago possível ao mundo até o dia de sua queda.

Foi nesse ponto que Deus me revelou as respostas para aquelas perguntas do início deste capítulo. Nós continuamos enfrentando desafios porque o inimigo, mesmo sabendo que já está derrotado, quer causar o maior estrago que puder em nossa vida. É como se sempre estivéssemos vivendo os onze meses entre junho de 1944 e maio de 1945. O Dia D é como o dia em que Jesus entrou na nossa vida e enviou o Espírito Santo para nos guiar, mas o dia da vitória final só ocorrerá quando Ele voltar para derrotar Satanás e iniciar o Seu reino aqui na Terra.

Enquanto isso, as batalhas vão continuar, porque o diabo está furioso e quer nos destruir. E, para isso, irá nos prender em ciclos destrutivos. O inimigo é astuto, conhece os nossos pontos fracos, e é exatamente aí que ele age. Eu vou contar a história de uma irmã que me procurou desesperada por ajuda.

Ela era uma mulher muito religiosa, daquelas que ia à igreja todos os dias, participava de novenas e acompanhava as missas pela televisão. Seu sonho era ser freira, mas o pai não permitiu que ela fosse para um convento. Porém, ela tinha um segredo: era viciada em pornografia. Pois é, infelizmente não são apenas os homens que sofrem com esse hábito destrutivo. Muitas mulheres estão desesperadas, em busca de ajuda para se livrar desse pecado que tem atraído cada dia mais pessoas.

Enfim, há uns três anos, ela desenvolveu um comportamento obsessivo que não conseguia abandonar: sempre que via a imagem de Jesus, tinha pensamentos muito destrutivos de cunho sexual, justamente por saber que isso era errado. Esse ciclo fez tão mal a essa senhora que ela passou a ter pensamentos suicidas, porque quanto mais tentava bloquear esses pensamentos, mais fortes eles se tornavam.

Há alguns meses, essa irmã descobriu que estava sofrendo de TOC (Transtorno Obsessivo Compulsivo) religioso. Ao pesquisar sobre o assunto na internet, ela encontrou um vídeo meu no YouTube e resolveu entrar em contato e me contar a sua história. Hoje ela conheceu a graça de Deus, tem ido ao psiquiatra e, aos poucos, tem conseguido superar essa luta.

Percebe como o inimigo é estrategista? Não é por acaso que a Bíblia chama Satanás de mentiroso, acusador e tentador. Ele sabe onde ficam as nossas feridas e ataca direto nelas, sem misericórdia. Por isso é tão importante que você identifique hábitos e comportamentos negativos e tente abandoná-los, porque é por meio deles que o diabo vai querer destruir a sua vida.

A partir de agora, vou apresentar uma lista de pecados que podem ser a isca para que o maligno entre na sua vida e prenda você em um ciclo destrutivo, portanto, atenção.

PECADOS MORAIS
IMORALIDADE SEXUAL

Certa vez, o apóstolo Paulo estava muito preocupado com as práticas pecaminosas que as pessoas de uma igreja estavam cometendo, por isso deixou a seguinte exortação:

> "Façam morrer tudo o que pertence à natureza terrena de vocês: imoralidade sexual, impureza, paixão, desejos maus e a ganância, que é idolatria. É por causa dessas coisas que vem a ira de Deus sobre os que vivem na desobediência, as quais vocês praticaram no passado, quando costumavam viver nelas" (COLOSSENSES 3:5-7).

Deus criou o sexo para que o casal pudesse viver em harmonia e intimidade dentro do casamento. Mas o diabo deturpou a mente das pessoas, desconstruiu o que deveria ser uma bênção e transformou em pecado.

Satanás incentiva os pecados sexuais, como a pornografia e a prostituição, por meio da televisão e, principalmente, da internet, fazendo com que milhões de pessoas caiam em tentação todos os dias. Porém, como nós sabemos (ou deveríamos saber), as consequências da imoralidade sexual são muito graves e desagradam ao Senhor. Veja o que a Bíblia diz:

"Fujam da imoralidade sexual. Todos os outros pecados que alguém comete, fora do corpo os comete; mas quem peca sexualmente, peca contra o seu próprio corpo. Acaso não sabem que o corpo de vocês é santuário do Espírito Santo que habita em vocês, que lhes foi dado por Deus, e que vocês não são de si mesmos? Vocês foram comprados por alto preço. Portanto, glorifiquem a Deus com o corpo de vocês" (1 Coríntios 6:18-20).

Toda relação sexual fora do casamento é chamada de imoralidade sexual. Então é preciso ter especial cuidado com a pornografia, pois, na maioria das vezes, ela é a porta de entrada para pecados mais graves, como a prostituição e o adultério. Segundo o estudo[1], cerca de 100 milhões de páginas de conteúdo pornográfico são acessadas diariamente. Além disso, o número de empresas que oferecem os serviços de garotas e garotos de programa pela internet aumentou de maneira assustadora nos últimos anos.

Muitas pessoas acham que não há nada demais em consumir conteúdo pornográfico, pois acreditam ser algo inofensivo

---

[1] BANTIM, R. Pesquisa revela que pornografia é responsável por 30% do tráfego da web. **TechTudo**. 02 de maio de 2012. Disponível em: https://www.techtudo.com.br/noticias/2012/05/30-do-trafego-na-internet-e-de-sites-pornos.ghtml. Acesso em 27 jan. 2023.

O INIMIGO É ASTUTO, CONHECE OS NOSSOS PONTOS FRACOS, E É EXATAMENTE AÍ QUE ELE AGE.

e passageiro. Mas o efeito desse hábito é terrível não apenas para quem o pratica, mas para todos que estão a sua volta — inclusive porque pode se tornar um ciclo destrutivo que pode arruinar a vida das gerações seguintes da família.

Então, para não correr esse risco, evite acessar conteúdo pornográfico no seu computador ou no celular. Nem que, para isso, você tenha que instalar algum programa que bloqueie esse tipo de conteúdo nos aparelhos. Também evite ir ao banheiro com o seu celular porque, assim, você vai evitar o momento de individualidade para acessar esse tipo de material.

Reflita:

- Sua mente é dominada por pensamentos dessa natureza muitas vezes ao dia?
- Qual é a sua reação quando se depara com algum tipo de conteúdo sexual? Você alimenta seu desejo carnal ou o ignora no mesmo instante?

Se perceber que as suas respostas não estão de acordo com o que a Bíblia ensina, saiba que você corre um grande risco e precisa da ajuda de Deus para não abrir brechas para o inimigo.

IMPUREZAS

Tudo o que é impuro contamina. Eu me lembro que até os anos 1990, havia muitos casos aqui no Brasil de pessoas que adoeciam e morriam de uma doença chamada cólera, causada pela ingestão ou contato com água não tratada. Com a construção de mais estações de tratamento de esgoto nas cidades, esse número caiu consideravelmente nos últimos anos.

E com a nossa alma não é muito diferente, as impurezas espirituais sujam o nosso ser e nos contaminam. Essa sujeira muitas vezes está ligada ao coração, olhos e mente. Jesus mostrou o quanto a impureza contamina. Veja o que Ele disse:

"O que sai do homem é que o torna 'impuro'. Pois do interior do coração dos homens vêm os maus pensamentos, as imoralidades sexuais, os roubos, os homicídios, os adultérios, as cobiças, as maldades, o engano, a devassidão, a inveja, a calúnia, a arrogância e a insensatez. Todos esses males vêm de dentro e tornam o homem 'impuro'" (MARCOS 7:20-23).

O que torna o ser humano pecador não é o que entra em seu coração, mas o que sai. Ou seja, o pecado nasce dentro de nós, e é por isso que nunca conseguiremos vencer um ciclo destrutivo se não formos transformados. E só Jesus pode nos livrar desse mal que nasce dentro de nós. Por mais que desejemos e tentemos, nunca vamos chegar lá apenas pela nossa própria força. Então, quando sentir que esses desejos estão tomando conta do seu coração, peça para que Deus tenha misericórdia e ajude você a vencer o mal. Você também pode usar o nome de Jesus para expulsar essas vontades malignas da sua mente.

Reflita:

- Você pratica ou sente vontade de praticar algum dos pecados mencionados por Jesus no trecho citado anteriormente?
- Existe alguma coisa impura que atrai a sua atenção? O quê?
- Você tem usado as suas redes sociais e a internet para acessar algum tipo de conteúdo impuro? Como você se sente depois que isso acontece?

PAIXÕES E MAUS DESEJOS

Você já ouviu falar a respeito da erva daninha? Ervas daninhas são aquelas plantas que surgem em lugares onde o ser humano não as plantou e não deseja que cresçam, como no meio de plantações, pastos, hortas e jardins. Esse tipo de vegetação é visto com maus olhos porque ela impede o crescimento de tudo que existe ao seu redor, por meio do bloqueio da chegada da água, da iluminação e de nutrientes. Ela se multiplica muito rápido e suga todos os recursos que estão ao redor para si própria, causando o sufocamento e a morte das outras plantas.

O pecado é como uma erva daninha. Ele se multiplica rapidamente em nossa vida e suga todos os recursos que Deus nos oferece. Isso faz com que você não consiga crescer e viver uma vida próspera, e muitas vezes ainda rouba o pouco que você tem. O pecado seduz, convence, engana e, por fim, destrói.

Assim são as paixões e os maus desejos. Essa paixão da qual estou falando é um impulso que o indivíduo não consegue controlar até finalmente fazer o que deseja. E, talvez, o exemplo bíblico mais conhecido sobre esse tipo de pecado seja o de Davi. A Bíblia conta em 2 Samuel 11 que, certo dia, o rei de Israel estava na varanda do palácio quando avistou uma mulher muito bonita tomando banho.

Naquele momento, Davi se apaixonou e foi tomado pelo desejo incontrolável de ter aquela mulher em seus braços. Então, ele ordenou que seus homens descobrissem quem ela era e, mesmo depois de descobrir que a moça era Bate-Seba, esposa de Urias, um de seus soldados mais fiéis, ele se deitou com ela, já que o marido dela estava na guerra.

Repare que somente nessa primeira situação temos dois pecados: o primeiro foi que Davi permitiu que seus desejos carnais fossem maiores que o seu temor a Deus; o segundo foi que ele deu ouvidos à paixão e cometeu adultério ao se relacionar com uma mulher casada. Mas não para por aí.

Você se lembra do que eu disse a respeito de como a erva daninha e o pecado se multiplicam rapidamente? Pois bem, o rei continuou nesse ciclo de erros e pediu aos generais do exército que colocassem Urias na linha de frente da batalha para que fosse morto pelos inimigos. E foi isso que aconteceu, então tomou Bate-Seba como sua mulher.

Porém, Davi colheu frutos amargos por ter permitido que a paixão e os maus desejos dominassem o seu coração. Deus mandou o profeta Natã até o palácio para condenar a atitude do rei. Veja o que ele disse ao líder de Israel:

"Por que você desprezou a Palavra do Senhor, fazendo o que ele reprova? Você matou Urias, o hitita, com a espada dos amonitas e ficou com a mulher dele. Por isso, a espada nunca se afastará de sua família, pois você me desprezou e tomou a mulher de Urias, o hitita, para ser sua mulher. Assim diz o Senhor: 'De sua própria família trarei desgraça sobre você. Tomarei as suas mulheres diante dos seus próprios olhos e as darei a outro; e ele se deitará com elas em plena luz do dia. Você fez isso às escondidas, mas eu o farei diante de todo o Israel, em plena luz do dia'" (2 Samuel 12:9-12).

Davi tinha tudo de que precisava: mulheres, dinheiro, poder... mas a paixão e os maus desejos o fizeram transgredir a lei de Deus, e essa atitude roubou tudo o que ele tinha, inclusive a paz. Percebeu como isso é grave e o quanto temos a perder quando nos entregamos às paixões do mundo? E para que você não caia nessas armadilhas, vou apresentar sete dicas que podem ajudar muito.

1. Reconheça sua fraqueza

Jesus disse aos seus discípulos: *"O espírito está pronto, mas a carne é fraca"* (Mateus 26:41). Algumas pessoas não conseguem vencer as fraquezas da carne porque fingem que elas não existem,

O QUE TORNA O SER HUMANO PECADOR NÃO É O QUE ENTRA EM SEU CORAÇÃO, MAS O QUE SAI. OU SEJA, O PECADO NASCE DENTRO DE NÓS, E É POR ISSO QUE NUNCA CONSEGUIREMOS VENCER UM CICLO DESTRUTIVO SE NÃO FORMOS TRANSFORMADOS.

ou não são perigosas o bastante para derrubá-los, até que, sem perceber, já caíram. Por um tempo elas ficam mais "espertas", mas logo ignoram suas fraquezas e caem novamente na mesma armadilha.

2. Não faça da fraqueza da carne uma desculpa para pecar

Alguns dizem que, se a carne é fraca, então não é possível vencê-la. Mentira! Outros dizem: "Fiz tudo o que pude, mas acabei cedendo porque não consegui resistir". Outros ainda dizem: "Tenho sofrido tanto, me sentindo carente, sozinho(a) e Deus conhece meu coração. Ele sabe que eu mereço um descanso e não se importará se eu pecar com isso ou aquilo". Não podemos nos apoiar em desculpas, pois elas só nos atrapalham. Se Jesus disse que com Ele podemos ser vencedores, então podemos!

3. A vitória contra as tentações é uma parceria entre você e Deus

Aqueles que acham que vencerão as tentações por um milagre erram tanto quanto aqueles que pensam que podem vencer somente com suas forças. Jesus disse: *"Vigiem e orem para que não caiam em tentação. O espírito está pronto, mas a carne é fraca"* (Mateus 26.41). Observe que "vigiar" é uma atitude da nossa parte. É nós que temos que vigiar muito. E, ao mesmo tempo, "orar" significa que precisamos confiar no poder de Deus. Ou seja, é uma parceria que, levada a sério, funciona perfeitamente contra as tentações. Jesus, nosso maior exemplo, viveu essa parceria o tempo todo.

4. Faça sua parte

Não adianta de nada orar e confiar que Deus nos ajudará se não fizermos nossa parte. Muitas pessoas que caem no vício da pornografia, por exemplo, querem uma solução mágica, mas não mudam hábitos, não param de entrar na internet, não param de ver coisas que estimulam o pecado, não cortam ligação com aquele ou aquela que não quer compromisso com Deus etc.

Tente imaginar uma cachoeira: aquela quantidade enorme de água caindo não foi gerada do nada, tudo começou com um pequeno riacho, que, por não ter sido paralisado, foi passando por cima de pedras e derrubando qualquer barreira. Da mesma maneira, o pecado nunca acontece do nada. Ele foi gerado lá atrás, talvez na sua adolescência ou em algum momento que você se acomodou na caminhada com Deus.

Por isso, use a cabeça e lembre-se de como tudo surgiu. Peça sabedoria para Deus e comece a analisar em quais áreas você mais sente vontade de pecar. Comece a se perguntar: *Por que eu pequei? Por que sempre caio no mesmo pecado? Por que estou tão fraco(a)?* Talvez a resposta mais simples seja: Porque você parou de lutar assim como o rei Davi, que desistiu de ir para a guerra e ficou no palácio passeando, com a mente vazia, até que viu uma linda mulher tomando banho e se deitou com ela, mesmo sendo casada. Então, não pare de lutar.

5. Não questione a ação de Deus

Isso parece óbvio, mas muitas pessoas desconfiam se Deus realmente agirá em favor delas. A Bíblia nos revela com detalhes o quanto Deus quer nos ajudar, veja: "*Não sobreveio a vocês tentação que não fosse comum aos homens. E Deus é fiel; ele não permitirá que vocês sejam tentados além do que podem suportar. Mas, quando forem tentados, ele lhes providenciará um escape, para que o possam suportar*" (1 Coríntios 10:13). Observe que Deus limita a força e o poder das tentações, adequando ao que podemos suportar e vencer.

6. Dê o primeiro passo

Muitas pessoas estão machucadas por causa das guerras que vêm enfrentando com suas tentações há anos e algumas chegam até a desistir. Porém, Deus nos chama para sermos santos, e isso significa que devemos erguer a cabeça e resistir a qualquer coisa que destrua nossa santidade. Então lute contra a sua fraqueza hoje, amanhã e assim por diante, um dia de cada vez, uma batalha por vez. Tome atitudes concretas diante da tentação como se fosse um soldado diante de um inimigo que quer machucar você e tirar sua vida. Às vezes você se pergunta: *O que pode acontecer comigo se eu pecar?* Pois não duvide do poder destruidor de uma tentação. O pecado tira nossas forças, mata nossa vida espiritual e, se não for paralisado, gera nossa morte espiritual. Por isso, creia sempre que Deus não chamou você para retroceder e viver em pecado, mas para ter uma vida restaurada e abençoada.

7. Não desista se perder uma batalha

A maioria das pessoas têm recaídas diante de suas fraquezas, talvez por descuido ou por outro motivo. Se acontecer de você cair diante de uma batalha, não deixe de buscar a Deus e o Seu perdão (1 João 1:9). Ele vê o seu empenho e sabe como tem se esforçado nessa guerra. Então receba o Seu perdão pela fé, levante a cabeça e entre novamente na guerra. Assim você estará mais fortalecido e experiente para não cair nas mesmas artimanhas do inimigo.

Reflita:

- Você costuma ter algum tipo de desejo destrutivo que não consegue controlar?
- Existe alguma tentação a qual você tem dificuldade de resistir? Qual?

PECADOS SOCIAIS
GANÂNCIA E AVAREZA

Em Colossenses 3:5, o apóstolo Paulo menciona uma série de pecados que pertencem à natureza humana, e entre eles está a ganância, que é relacionada à idolatria. Ganância e avareza nada mais são do que o apego exagerado ao dinheiro e fazem com que o indivíduo deixe de ser generoso, descumprindo o mandamento de Jesus de amar ao próximo como a ti mesmo. Em 2 Reis 5:20-27, a Bíblia conta a história de Geazi, um homem que tinha tudo para ser abençoado, mas permitiu que esses pecados destruíssem a sua vida.

Naamã, um poderoso oficial que foi curado da lepra por intermédio de Eliseu, voltou para dar presentes como um ato de generosidade àquele que o curou. Mas a história nos mostra que Eliseu se recusou a receber e foi embora.

Geazi caminhava com o profeta Eliseu, mas tinha um coração ganancioso, e foi até Naamã e pediu 35 moedas de prata e roupas finas, dizendo que Eliseu tinha pedido. Naamã deu setenta moedas de pratas e roupas para Geazi, que as escondeu em casa. O profeta Eliseu descobriu aquela mentira e declarou que Geazi e todas as suas futuras gerações sofreriam com aquela mesma doença: a lepra.

A avareza e a ganância fazem o nosso coração se tornar mesquinho, mentiroso. E muitos pais têm passado aos filhos esse espírito ganancioso, avarento, por isso, é preciso quebrar esse ciclo, porque não podemos viver em função do dinheiro, caso contrário, o nosso coração adoecerá assim como aconteceu com Geazi. Foi por isso que Jesus nos deixou a seguinte orientação sobre como lidar com essa situação:

"Eu lhes digo: usem a riqueza deste mundo ímpio para ganhar amigos, de forma que, quando ela acabar, estes os recebam nas moradas eternas. 'Quem é fiel no pouco, também é fiel no muito, e quem é desonesto no pouco, também é desonesto no muito. Assim, se vocês não forem dignos de confiança em lidar com as riquezas deste mundo ímpio, quem lhes confiará as verdadeiras riquezas? E se vocês não forem dignos de confiança em relação ao que é dos outros, quem lhes dará o que é de vocês? Nenhum servo pode servir a dois senhores; pois odiará a um e amará ao outro, ou se dedicará a um e desprezará ao outro. Vocês não podem servir a Deus e ao dinheiro" **(Lucas 16:9-13)**.

Agora que você sabe o quanto a ganância e a avareza podem destruir a sua vida espiritual, psicológica e até física, responda:

- Você tem um desejo incontrolável por coisas materiais?
- Você é satisfeito(a) e grato(a) por aquilo que possui?
- O desejo por dinheiro gera vontade de poder. Você possui essa vontade a todo custo?
- Você coloca o dinheiro acima dos seus relacionamentos?

IRA, MALDADE E INDIGNAÇÃO

No Livro de Colossenses, capítulo 3, o apóstolo Paulo orienta os cristãos a se afastarem da ira, indignação e maldade. Esses pecados são tão graves e podem causar ciclos tão destrutivos na vida das pessoas que outros apóstolos fizeram alertas para a Igreja. Veja o que Tiago escreveu:

"Meus amados irmãos, tenham isto em mente: Sejam todos prontos para ouvir, tardios para falar e tardios para irar-se, pois a ira do homem não produz a justiça de Deus" **(Tiago 1:19,20)**.

DEUS NÃO CHAMOU VOCÊ PARA RETROCEDER E VIVER EM PECADO, MAS PARA TER UMA VIDA RESTAURADA E ABENÇOADA.

Esses comportamentos impulsivos são reações de quem está sendo influenciado por Satanás. Por exemplo, a ira acontece quando a pessoa fica aborrecida porque acredita que outra lhe causou injustiças; geralmente esse pecado está ligado à falta de perdão. Já a indignação acontece quando há uma decepção muito forte. E a maldade é algo ainda mais perigoso, porque concretiza em ações os sentimentos de ira e de indignação.

Só Jesus pode libertar o indivíduo da maldade, ira e indignação. Então, faça a seguinte reflexão:

- Quando alguém faz algo que você não gosta, costuma desejar o mal para essa pessoa?
- Frequentemente você se sente irritado(a) com tudo ao seu redor?
- Você costuma passar do ponto quando se sente ofendido(a)?

PECADOS DA LÍNGUA

A língua tem grande poder. Com ela, podemos abençoar ou amaldiçoar, encorajar ou desanimar e até salvar ou matar. Acontece que muitas pessoas usam a língua para o que é mal, sendo que a maioria faz sem perceber, porque está tão acostumada a blasfemar, mentir, fofocar e proferir palavras de baixo calão que acredita que tudo isso é normal, mas não é. Trata-se de um vício compulsivo que pode prejudicar muito a vida das pessoas. E é por isso que a Bíblia fala tanto sobre os perigos da língua. O apóstolo Paulo escreveu assim:

"Quando colocamos freios na boca dos cavalos para que eles nos obedeçam, podemos controlar o animal todo. Tomem também como exemplo os navios; embora sejam tão grandes e impelidos por fortes ventos, são dirigidos por um leme muito pequeno, conforme a vontade do piloto. Semelhantemente, a língua é um pequeno órgão do corpo, mas se vangloria de grandes coisas. Vejam como um grande bosque é incendiado por uma simples fagulha. Assim também, a língua é um fogo; é um mundo de iniquidade. Colocada entre os membros do nosso corpo, contamina a pessoa por inteiro, incendeia todo o curso de sua vida, sendo ela mesma incendiada pelo inferno" (TIAGO 3:3-6).

Deus abomina esse pecado, por isso, o diabo faz de tudo para tirar a paz da pessoa por meio da fofoca, da intriga, da ofensa e da mentira.

Um exemplo disso aconteceu no ano de 2014, na cidade do Guarujá, no litoral de São Paulo, onde uma mulher de 33 anos foi morta depois que algumas pessoas espalharam nas redes sociais que ela sequestrava crianças para usá-las em rituais de magia. Sem se preocupar se aquela informação era verdadeira ou não, alguns vizinhos da mulher a espancaram até a morte. Poucos dias depois do sepultamento, a polícia comprovou que aquela notícia era falsa e que a mulher assassinada era inocente.[2]

Os pecados da língua são muito graves, por isso reflita:

- Você costuma fazer fofocas ou falar dos outros sem que estejam presentes?
- Você fala muitos palavrões?
- Você usa linguagem maliciosa?
- Você participa de rodas de piadinhas imorais?

---

2 CARPANEZ, J. Veja o passo a passo da notícia falsa que acabou em tragédia em Guarujá. **Folha de S.Paulo**, 27 set. 2018. Disponível em: https://www1.folha.uol.com.br/cotidiano/2018/09/veja-o-passo-a-passo-da-noticia-falsa-que-acabou-em-tragedia-em-guaruja.shtml. Acesso em: 15 jan. 2022.

Assim como na história da Segunda Guerra Mundial, o inimigo sabe que a guerra já está perdida, mas quer derrubar quem ele puder antes de Jesus voltar e derrotá-lo de uma vez por todas. É preciso resistir, identificar tudo aquilo que leva à ruína e lutar com todas as forças para não ser destruído(a).

QUAL LOBO VOCÊ TEM ALIMENTADO DIARIAMENTE?

Os pensamentos são mais importantes do que você pode imaginar. Isso porque são eles que guiam as suas ações. Quando os seus pensamentos estão voltados para Deus, tudo na vida tende a ir bem, apesar das dificuldades e lutas enfrentadas no dia a dia. Porém, quando isso não acontece, as coisas sempre vão dar errado. O apóstolo Paulo sabia desse risco, por isso fez a seguinte exortação aos cristãos:

"Eu lhes digo, e no Senhor insisto, que não vivam mais como os gentios, que vivem na futilidade dos seus pensamentos. Eles estão obscurecidos no entendimento e separados da vida de Deus por causa da ignorância em que estão, devido ao endurecimento dos seus corações. Tendo perdido toda a sensibilidade, eles se entregaram à depravação, cometendo com avidez toda espécie de impureza" (EFÉSIOS 4:17-19).

Diante disso, reflita um pouco sobre algumas questões:

- Sua vida financeira está em ordem?
- Você consegue controlar suas emoções e sentimentos em momentos de dificuldades?
- Como está a sua saúde física e mental?

- Como está seu relacionamento com Deus?
- Como está seu relacionamento com a família?

Essas perguntas são importantes porque, independentemente do que você esteja vivendo agora, as coisas não vão melhorar se você não mudar a maneira de pensar. A Bíblia nos ensina algo importante sobre essa mudança de pensamentos. Veja o que está escrito:

"Quanto à antiga maneira de viver, vocês foram ensinados a despir-se do velho homem, que se corrompe por desejos enganosos, a serem renovados no modo de pensar e a revestir-se do novo homem, criado para ser semelhante a Deus em justiça e em santidade provenientes da verdade" (EFÉSIOS 4:22-24).

Existe uma história de que gosto muito que fala sobre um avô e o seu neto. O avô estava ensinando a criança como é a vida, e lhe disse o seguinte: "Existe uma luta terrível entre dois lobos dentro de nós. Um lobo é mau e ele representa a raiva, a inveja, a arrogância, o ressentimento, a inferioridade, o orgulho e o ego. E o outro lobo é bom. Ele é a alegria, a paz, o amor, a esperança, a serenidade, a humildade, a generosidade etc". Então, o neto olhou bem para o avô e perguntou: "E qual dos dois lobos vence essa luta?". E aquele senhor respondeu: "Vence aquele que você alimentar!".

Todo ser humano já nasce com esses dois lobos dentro de si, e o mais forte entre eles é o lobo mau, pois a nossa natureza é pecaminosa e nós já viemos para o mundo propensos a fazer aquilo que não agrada a Deus. Além disso, a maioria das pessoas cresce inserida em ciclos destrutivos que alimentam ainda mais o lobo ruim, deixando-o ainda mais forte.

Mas todos os dias Deus nos dá a chance de mudar essa história e fortalecer o lobo bom que há em nós, a ponto de conseguir vencer o lobo mau, basta que você o alimente! Tudo aquilo que alimentamos na nossa mente cresce. Se você alimenta um vício, um "pecadinho de estimação", um sentimento de raiva por alguém ou a falta de perdão, vai continuar andando em círculos, porque o pecado sempre escraviza e destrói, assim como aconteceu com o povo hebreu no deserto. Agora, se você decide alimentar o perdão, o amor, a bondade e a obediência a Deus, tudo na sua vida começará a fluir. Foi exatamente por isso que o apóstolo Paulo disse:

> "Não se amoldem ao padrão deste mundo, mas transformem-se pela renovação da sua mente, para que sejam capazes de experimentar e comprovar a boa, agradável e perfeita vontade de Deus" (ROMANOS 12:2).

Isso mostra que, se você quiser quebrar os ciclos destrutivos em sua vida, não pode se conformar com a situação que se encontra o mundo atual. Nós vivemos em uma sociedade diabólica, que quer impor seus valores às pessoas a qualquer preço. Ela quer normalizar pautas que vão contra a Palavra de Deus, como, por exemplo, a banalização do sexo, o aborto, o uso de drogas, o "jeitinho brasileiro" (que nada mais é do que trapacear para obter alguma vantagem) etc. E, para isso, ela usa a internet, a televisão, a moda, os artistas e tudo o que puder usar para chegar à casa das famílias.

Tudo isso vai contra aquilo que Jesus prega. Como vimos na passagem anterior de Romanos, não podemos viver conforme o padrão que o mundo impõe; os nossos valores precisam ser moldados a partir do Espírito Santo, e essa mudança ocorre de dentro para fora. O povo hebreu sofreu ao sair do Egito porque não deixou o Egito sair de dentro dele. Mesmo em liberdade, aquelas pessoas sentiam falta das comidas, das bebidas e do pecado que desfrutavam no tempo de escravidão. Ou seja: por mais que os corpos estivessem livres de tudo aquilo, as mentes ainda continuavam presas, e esse foi um dos problemas que fizeram que eles passassem tanto tempo andando em círculos pelo deserto, além de terem morrido antes de entrar na Terra Prometida.

Então, o grande passo que você precisa dar é pedir ao Espírito Santo para que Ele renove a sua mente, e depois você deve alimentá-la de tudo o que é bom. Em Filipenses 4:8, o apóstolo Paulo nos aconselha a pensar em tudo o que é verdadeiro, honesto, justo, puro, amável e de boa fama. Eu sei que escolher no que pensar não é tarefa fácil, porque o inimigo vive colocando pensamentos pecaminosos em nossa mente. Eu já passei e ainda passo por batalhas contra os meus pensamentos, afinal, eu sou tão ser humano quanto você, mas sei que tenho que me esforçar pelo bem. Há uma frase atribuída a Frank Outlaw que diz assim:

"Vigie seus pensamentos, pois eles se tornam palavras. Vigie suas palavras, pois elas se tornam ações. Vigie suas ações, pois elas se tornam hábitos. Vigie seus hábitos, pois eles formam seu caráter. E vigie seu caráter, pois ele se torna seu destino".

Quando alimentamos o lobo bom que habita em nós, o Espírito Santo desenvolve em um caráter semelhante ao de Jesus, que se resume em nove virtudes. Veja quais são elas:

"O fruto do Espírito é amor, alegria, paz, paciência, amabilidade, bondade, fidelidade, mansidão e domínio próprio" (GÁLATAS 5:22,23).

Vale lembrar que o processo de mudança de mentalidade não ocorre da noite para o dia. A parte má que habita em nós não vai deixar de lutar contra a parte boa só porque decidimos parar de alimentá-la. Por isso é tão importante ter paciência, disciplina, fé e motivação. Mas não se preocupe, pois, como já afirmei anteriormente, você não estará sozinho(a) nesse desafio.

O Espírito Santo estará com você o tempo todo para capacitar seu aprendizado e desenvolvimento.

É importante que você conheça um pouco mais das nove virtudes que o Espírito quer gerar em você. Assim, você vai conseguir aplicar melhor cada uma delas na sua mente. E saiba que elas são classificadas em três áreas: a) Relacionamento com Deus; b) Relacionamento com o próximo; e c) Atitude consigo. Vamos analisar cada uma a partir de agora.

RELACIONAMENTO COM DEUS
AMOR

O amor vem da bondade e da misericórdia. Ele não está baseado em sentimentos, mas em escolhas. Nós decidimos amar.

Muitas vezes somos criticados, difamados e perseguidos, mas o amor nos dá força para buscar o bem do próximo, independentemente do que ele fez por nós. É fácil fazer isso? Claro que não! Nós somos seres vingativos e a nossa natureza sempre vai querer que paguemos quem nos feriu com a mesma moeda. Por isso, o amor só pode vir por meio de nossa busca por Deus, porque Ele é o amor.

Quanto mais amarmos a Deus e entendermos o quanto Ele nos amou ao enviar Seu Filho Jesus para morrer na cruz em nosso lugar, mais conseguiremos amar ao próximo. A Bíblia define o amor assim:

"O amor é paciente, o amor é bondoso. Não inveja, não se vangloria, não se orgulha. Não maltrata, não procura seus interesses, não se ira facilmente, não guarda rancor. O amor não se alegra com a injustiça, mas se alegra com a verdade. Tudo sofre, tudo crê, tudo espera, tudo suporta" (1 Coríntios 13:4-7).

SE VOCÊ ALIMENTA UM VÍCIO, UM "PECADINHO DE ESTIMAÇÃO", UM SENTIMENTO DE RAIVA POR ALGUÉM OU A FALTA DE PERDÃO, VAI CONTINUAR ANDANDO EM CÍRCULOS, PORQUE O PECADO SEMPRE ESCRAVIZA E DESTRÓI.

Reflita:

- Você consegue perdoar alguém que o(a) ofendeu?
- Você consegue amar alguém mesmo quando as coisas não saem do seu jeito?
- Você ama a Deus acima de todas as coisas?

Quando você começa a praticar o amor, alimenta também o que é bom na sua mente. É difícil? Muito! Mas Deus é a garantia de que vale a pena tentar.

ALEGRIA

A alegria do cristão não é baseada nas circunstâncias da vida. Ela é fundamentada em Jesus, e apenas nele. Há muitas formas de alegria que o mundo oferece, mas todas elas são vazias, superficiais e passageiras. A alegria do Senhor derramada sobre Seus filhos é plena e dura para sempre. Não por acaso, Neemias diz o seguinte ao povo de Israel que havia passado por períodos muito difíceis na Babilônia, onde haviam sido escravizados:

"Não se entristeçam, porque a alegria do Senhor os fortalecerá!" **(NEEMIAS 8:10)**.

Quando as coisas não saem como esperamos, seja um luto, doença ou dificuldade financeira, Deus nos enche com alegria nos momentos difíceis. É algo que vem do alto, entra em nosso coração e nos dá uma força sobrenatural.

A característica comum de uma pessoa dominada por um ciclo destrutivo é a tristeza e a amargura. E por mais que ela busque diminuir suas dores em coisas que trazem alívio imediato, mas passageiro, nada muda. Isso porque Jesus é o único que pode curar as feridas de nosso coração. O apóstolo Tiago disse algo muito interessante sobre buscar a alegria no Senhor nos momentos ruins e de luta. Ele disse:

"Feliz é o homem que persevera na provação, porque depois de aprovado receberá a coroa da vida que Deus prometeu aos que o amam" (TIAGO 1:12).

Então, quando você estiver se sentindo mal, triste e ferido(a), busque ao Senhor em oração, na leitura da Bíblia e, também, ouvindo louvores. A música tem o poder de trazer calma, paz e alegria – e se ela falar do amor de Deus, melhor ainda.

Reflita:

- O que o(a) alegre de verdade?
- Você consegue buscar alegria em Deus quando está mal? De que maneira faz isso?

PAZ

"Paz". É impressionante como um nome tão pequeno seja tão difícil de ser alcançado nos dias de hoje. Isso porque as pessoas têm buscado pela paz onde ela não está, como no dinheiro, nos bens materiais, no luxo de uma viagem, no conforto de uma casa moderna, em um relacionamento... Sim, todas essas coisas podem proporcionar momentos de paz, mas a verdadeira paz só pode ser encontrada em Deus. O apóstolo Paulo nos mostrou como alcançar essa paz. Ele disse:

"Não andem ansiosos por coisa alguma, mas em tudo, pela oração e súplicas, e com ação de graças, apresentem seus pedidos a Deus. E a paz de Deus, que excede todo o entendimento, guardará os seus corações e as suas mentes em Cristo Jesus" (FILIPENSES 4:6,7).

A melhor maneira de não se preocupar com nada é deixar que Deus saiba de tudo o que acontece com você. Por isso, quanto mais você ora e entrega seus problemas, medos e ansiedades nas mãos do Senhor, mais terá paz no seu coração. Isso porque você substituirá o seu fardo por aquilo que só Deus pode dar. Veja o que Jesus disse sobre o assunto:

"Deixo-lhes a paz; a minha paz lhes dou. Não a dou como o mundo a dá. Não se perturbem os seus corações, nem tenham medo" **(João 14:27)**.

Eu sei que não é fácil, mas existem alguns princípios que podem ajudar a vencer os sentimentos relacionados à ira. Vamos a eles.

1º PASSO: ORE

O salmista sabia o estrago que a ira pode fazer na vida de um ser humano, por isso ele nos dá um importante conselho:

"Na sua aflição, clamaram ao Senhor, e ele os tirou da tribulação em que se encontravam. Reduziu a tempestade a uma brisa e serenou as ondas. As ondas sossegaram, eles se alegraram, e Deus os guiou ao porto almejado" **(Salmos 107:28-30)**.

2º PASSO: RESOLVA TUDO AQUILO QUE PROVOCA A IRA

Você sabia que muitas das coisas que nos deixam nervosos e irados podem ser resolvidas facilmente? Se o problema é com uma pessoa, vá até ela e converse. Exponha a sua insatisfação, ouça o que ela tem a dizer e a perdoe – independentemente de ela pedir desculpas ou não. Agora, se o problema tem a ver apenas com você, encare-o de frente e faça o que precisa ser feito para que tenha paz. Pode dar um pouco de trabalho, mas vai valer a pena.

Reflita:

- Você consegue dormir tranquilamente sem pensar nos seus problemas?
- A ansiedade estressa e rouba a sua paz?
- Você se irrita facilmente e fala coisas sem pensar?

Se você conquistar a paz de Cristo, aquela que excede todo o entendimento e vence os medos e as incertezas, você dará um passo enorme para acabar com os ciclos destrutivos que tanto atrasam a sua vida e fazem mal.

RELACIONAMENTO COM O PRÓXIMO

PACIÊNCIA, AMABILIDADE E BONDADE

Eu fui pastor de jovens por alguns anos e cheguei à conclusão de que estamos diante de uma geração egocêntrica e impaciente. Os jovens de 18 a 25 anos de hoje em dia querem tudo do seu jeito, porque acham que merecem e ponto-final. A maioria só consegue pensar em si mesma e, por isso, muitas vezes acha que o seu problema é maior do que o de todos.

Mas, se quisermos quebrar os ciclos destrutivos, devemos parar de focar em nós mesmos e buscar ajudar outras pessoas. Quando nos importamos com as necessidades do próximo, percebemos que não somos os únicos a passar por lutas. Por isso, precisamos pedir a Deus que nos ajude a desenvolver paciência, amabilidade e bondade com o próximo. A Bíblia diz:

"Não nos cansemos de fazer o bem, pois no tempo próprio colheremos, se não desanimarmos" (GÁLATAS 6:9).

E uma forma de fazer o bem e colocar em prática tudo aquilo que a Bíblia nos ensina é encontrando formas de ajudar o próximo. Por exemplo, veja se em sua cidade existe alguma instituição de caridade. Se sim, vá até ela e se disponha a ajudar. Você pode, por exemplo, reservar uma tarde de sábado para ler um livro para os idosos do asilo ou para as crianças de um orfanato; também pode arrecadar alimentos, roupas e outros objetos e destinar a famílias carentes etc. O que mais existe neste mundo é gente precisando de uma mão estendida a seu favor. Basta você se dispor. Deus vai se agradar com sua atitude.

Reflita:

- Você tem pouca paciência com as pessoas?
- Com que frequência você costuma ajudar alguém?
- O que é mais importante para você: Deus ou você mesmo(a)?

ATITUDE CONSIGO MESMO(A)

FIDELIDADE

Não é porque essas três últimas virtudes não estão diretamente ligadas a Deus ou ao nosso próximo que não devem ser consideradas tão importantes quanto às outras.

A fidelidade é a qualidade das pessoas que são fiéis aos seus compromissos, a outras pessoas ou a si próprias. Um(a) filho(a), um(a) cônjuge ou um(a) amigo(a) fiel, por exemplo, é aquele(a) que sempre age de maneira verdadeira, é sincero(a) e está sempre disponível para ajudar no que for preciso. E o mesmo se aplica aos seus próprios sentimentos e valores, pois é importante ser fiel a eles para viver de modo equilibrado.

Considerando tudo isso, podemos concluir que uma pessoa verdadeiramente fiel não terá relacionamentos extraconjugais, não virará as costas para um(a) amigo(a) e nem trairá os seus valores em troca de dinheiro ou influência.

MANSIDÃO

Ser manso não é ser fraco, medroso ou indiferente. Tem muito a ver com humildade e paciência, uma postura de completa submissão a Deus. Pense no Senhor Jesus que, mesmo sendo afrontado e humilhado, resistiu a tudo sem revidar, não porque era fraco e covarde, mas porque Ele confiava no Pai e sabia que o melhor caminho era perdoar em vez de revidar.

Podemos ver na Bíblia muitas pessoas mansas, mas profundamente fortes e ativas quando necessário. Elas tiveram coragem para se posicionar contra o pecado, e fizeram isso com amor e sem maltratar as pessoas.

A questão é como você se posiciona diante dos problemas. Muitas vezes ficamos com raiva porque alguém nos ofendeu ou nos tirou do sério, mas não podemos trazer o problema para o lado pessoal, pois senão iremos agir de maneira humana, carnal. Precisamos estar tão ligados a Deus que nada irá nos atingir ou abalar. Lembra-se da história de Moisés, que ficou proibido de pisar na Terra Prometida porque bateu na rocha com o seu cajado em vez de apenas falar com ela? Pois é, Moisés foi considerado o homem com mais mansidão em toda a Bíblia (Números 12:3), mas a sua humanidade foi maior naquele momento, e ele acabou pagando um preço muito alto por isso.

PENSE NO SENHOR JESUS QUE, MESMO SENDO AFRONTADO E HUMILHADO, RESISTIU A TUDO SEM REVIDAR, NÃO PORQUE ERA FRACO E COVARDE, MAS PORQUE ELE CONFIAVA NO PAI E SABIA QUE O MELHOR CAMINHO ERA PERDOAR EM VEZ DE REVIDAR.

DOMÍNIO PRÓPRIO

Domínio próprio significa autocontrole. É o poder de dizer não a seus impulsos quando estes não são bons. Em um mundo de excessos, é muito importante dominar o que vem à nossa mente e que pode se tornar uma ação de que nos arrependeríamos. Caso contrário, não conseguiremos vencer os ciclos destrutivos que tanto nos prejudicam. E entre tudo o que devemos dominar, há três áreas que merecem mais atenção:

1ª ÁREA: LÍNGUA

O rei Salomão disse:

"Quando são muitas as palavras, o pecado está presente, mas quem controla a língua é sensato" (PROVÉRBIOS 10:19).

A Bíblia diz que a língua é muito perigosa! Difícil de dominar e causadora de muitos problemas. O domínio próprio ajuda a ter sabedoria para manter a boca fechada quando você quer dizer algo que não deve. Muitas brigas podem ser evitadas com o domínio da língua.

2ª ÁREA: DESEJOS

O apóstolo Paulo fez um alerta importante aos cristãos a respeito do domínio de seus desejos:

"A vontade de Deus é que vocês sejam santificados: abstenham-se da imoralidade sexual. Cada um saiba controlar o próprio corpo de maneira santa e honrosa, não com a paixão de desejo desenfreado, como os pagãos que desconhecem a Deus" (1 TESSALONICENSES 4:3-5).

Esse texto fala dos desejos sexuais, mas o tema não está ligado apenas às questões da carne, mas de tudo o que envolve a nossa humanidade. O inimigo conhece nossos pontos fracos e é neles que vai focar para nos tentar e nos fazer ceder aos nossos desejos. Mas, com a ajuda de Deus, podemos dominar essas vontades e caminhar ao lado do Senhor por um caminho seguro. O domínio próprio evita a destruição de nosso corpo e de nossos relacionamentos.

3ª ÁREA: IRA

Dominar a ira é difícil, porque é um sentimento poderoso. Mas com a ajuda de Deus, você pode aprender a controlá-la. E, mais uma vez, o rei Salomão nos ensina algo muito sábio:

"O tolo dá vazão à sua ira, mas o sábio domina-se" **(PROVÉRBIOS 29:11)**.

Devemos evitar o comportamento explosivo a todo custo, pois ele pode nos levar à destruição. A Bíblia nos aconselha a ter um coração manso e tranquilo. Mesmo que às vezes passemos por situações de injustiça e indignação, devemos aprender a nos controlar e entregar nossas angústias a Deus para que evitemos ferir o próximo e a nós mesmos. Dominar a ira nos impedirá de cometer muitos pecados e ajudará a trazer reconciliação.

Reflita:

- Quando se sente ferido(a), você consegue ficar calmo(a)?
- Qual atitude o(a) faz sair do sério?
- Com que frequência você sente raiva?

ACREDITE QUE DEUS ACREDITA EM VOCÊ

Nunca se esqueça disso: Deus acredita e se preocupa com você. Não importa o tamanho do abismo em que você possa estar, nem o tamanho do gigante que esteja enfrentando neste momento. Muitas vezes, uma situação difícil nos faz acreditar que não somos dignos, que não estamos preparados para receber uma bênção do Senhor. Mas é preciso mudar esse pensamento e crer que Deus acredita em você. Se Ele o(a) colocou nessa posição, é porque Ele mesmo irá capacitar seu sucesso. Por isso, não se intimide diante dos desafios que surgirem. A promessa que Ele faz a todos nós é essa: *"não tenha medo, pois Eu estou com você"* (Isaías 43:5).

A Bíblia nos conta uma história fantástica que confirma isso. Certo dia, Jesus e Seus discípulos estavam saindo da cidade de Jericó cercados por uma multidão. E à beira do caminho, sentado e pedindo esmolas, estava um homem cego chamado Bartimeu. Quando ouviu dizer que Jesus de Nazaré estava passando por ali, ele começou a gritar: "Jesus, Filho de Davi, tem misericórdia de mim!".

Então, Cristo parou e pediu para que um dos discípulos levassem aquele homem até Ele. Na mesma hora, Bartimeu deu um salto, deixou a sua capa para trás e foi ao encontro do Senhor. Jesus perguntou ao cego o que ele queria que lhe fizesse e Bartimeu respondeu: "Mestre, eu quero ver!".

Feliz com a fé e a atitude daquele rapaz, Jesus ordenou: "Vá, a sua fé o curou". Imediatamente, Bartimeu começou a enxergar e seguiu Jesus pelo caminho (Marcos 10:46-52).

Essa história pode ser parecida com a sua em muitos aspectos. Pode ser que você esteja diante de um problema que não tem solução. Pode ser que você já tenha desistido de encontrar a cura para esse ciclo destrutivo que aprisiona sua felicidade há anos. Porém, neste capítulo eu vou provar que, assim como Jesus fez com Bartimeu, o cego de Jericó, Ele também vai fazer com você. Seja qual for o problema que você está enfrentando, não desista. Não se dê por vencido(a), pois nem tudo está perdido. Sempre existe uma solução e ela se chama Jesus.

Mas há uma questão: você precisa querer viver o milagre. Bartimeu queria enxergar e disse isso ao Senhor. Então, já sabe: é preciso dizer a Deus o que você quer para que Ele faça! E você pode estar se perguntando: *Mas será?* E eu confirmo: sim, porque foi o próprio Cristo quem disse: *"Tudo é possível àquele que crê"* (Marcos 9:23).

E talvez você esteja se perguntando: *Como? O que devo fazer? De que maneira?*

Podemos analisar algumas atitudes que fizeram a diferença na vida do cego de Jericó para alcançar o seu milagre. Perceba que uma multidão se formou diante de Jesus. Pela realidade humana, seria impossível o Senhor parar para atender alguém. Agora imagine um cego, em situação de rua, com a autoestima afetada, sem saúde e, para piorar, com problemas de identidade. Bartimeu não carregava somente uma capa, mas também suas dores, tristezas, desilusões e rejeições. Mas ele tinha certeza de quem verdadeiramente era Jesus, pois o chamou de "filho de Davi", fazendo referência às profecias do Antigo Testamento que diziam que o Messias viria da linhagem de Abraão. Ou seja, fica aqui a primeira lição: reconheça que Jesus é o Filho de Deus.

Outro ponto importante é que Bartimeu não se calou diante do Senhor. Imagine quantos pedidos, clamores e bajulações Jesus estava recebendo no momento. Provavelmente havia um grande barulho naquele lugar. E tudo o que Bartimeu tinha era um pedido de misericórdia. Ele clamava: "Jesus, tem misericórdia de mim". E é aí que temos a segunda lição: não basta somente acreditar em Jesus, é preciso ter atitude. Você acha que as pessoas não ficaram incomodadas com os pedidos de socorro daquele homem? Claro que sim! Mas ele não se importava com os outros, ele queria mesmo era a atenção de Jesus. E conseguiu. Muitas vezes, nós ficamos quietos e não clamamos por socorro por medo do que as pessoas vão pensar de nós. Mas Deus não é como um ser humano e não se importa com essas formalidades. Ele está preocupado mesmo é com a nossa fé. Então, não se envergonhe e peça a ajuda dEle!

E no final da história, Jesus pergunta a Bartimeu: "O que você quer que eu lhe faça?". Eu já me questionei algumas vezes sobre essa fala do Senhor. Jesus é Deus e Ele sabia do que aquele cego precisava. Mas é aí que vem mais uma lição: por mais que o Senhor saiba tudo de nós, Ele espera que nós sejamos íntimos dEle o suficiente para falar sobre tudo aquilo de que precisamos. Quais problemas você quer que Deus resolva para você? Qual é a dor que precisa ser curada? Verbalize tudo isso em oração, porque Ele quer ouvir você proferir o apelo.

Você tem em mãos a mesma oportunidade que Bartimeu teve ao se livrar dos ciclos destrutivos de sua vida. Sim, aquele homem não venceu somente a cegueira; ele foi liberto de tudo o que o aprisionava. Os ciclos destrutivos daquele homem foram quebrados por uma profunda fé em Jesus e o que tomou conta da sua vida foram:

- Amor-próprio;
- Aceitação;

- Riqueza e prosperidade;
- Autoconhecimento;
- Disposição;
- Saúde;
- Paz.

Jesus é o Médico dos médicos. Ele vai direto na ferida e cura as dores que ninguém vê. Ele ouve o que ninguém mais consegue e se importa com o que ninguém mais percebe. Ele é bom e misericordioso e quer que você saiba disso. O Senhor conhece cada uma de suas lutas, sabe de cada lágrima que chorou durante todo esse tempo, porque Ele estava lá com você. Ele estava ao seu lado quando você se sentia um "lixo", quando achava que ninguém se importava com a sua vida, quando tentava fazer algo diferente, mas sempre caía no mesmo erro. Tudo o que você tem é o mesmo pedido de misericórdia que Bartimeu tinha, por isso é tão importante acreditar que, mesmo quando cercado de pessoas, Deus está pronto para ouvir o seu grito. Existe uma fala de Jesus sobre o cuidado do Pai que sempre me emociona quando a leio:

"Observem as aves do céu: não semeiam nem colhem nem armazenam em celeiros; contudo, o Pai celestial as alimenta. Não têm vocês muito mais valor do que elas? Quem de vocês, por mais que se preocupe, pode acrescentar uma hora que seja à sua vida? 'Por que vocês se preocupam com roupas? Vejam como crescem os lírios do campo. Eles não trabalham nem tecem. Contudo, eu lhes digo que nem Salomão, em todo o seu esplendor, vestiu-se como um deles. Se Deus veste assim a erva do campo, que hoje existe e amanhã é lançada ao fogo, não vestirá muito mais a vocês, homens de pequena fé?'" (**MATEUS 6:26-30**).

Você consegue entender agora o quanto Jesus ama e cuida de cada um de nós? Se Ele zela pela beleza dos lírios que estão plantados no campo e pelas aves que voam pelos céus, imagine o que Ele pode fazer por você, que foi feito à imagem e semelhança dEle! Então acredite que o Senhor se preocupa com a sua vida e comece a caminhar em Sua direção. Eu tenho certeza de que a sua história nunca mais será a mesma!

COMPREENDENDO A PATERNIDADE DE DEUS

Quando conhecemos a Jesus, deixamos de ser apenas uma criação e nos tornamos filhos(as) de Deus. Ele veio ao mundo para os judeus, mas eles não O receberam. Por causa disso, Ele deu o direito de todos aqueles que acreditassem nEle como Salvador receberem a salvação e a vida eterna (João 1:11-13). Mas isso não nos livra de passar por lutas e desafios. A diferença é que nos momentos de dificuldade da vida, se estivermos com Cristo, iremos vencer.

Agora pare e pense: acha mesmo que mesmo ocupando o seu lugar como filho(a) de Deus, você deveria andar por aí de cabeça baixa, sendo humilhado(a) pelos seus sentimentos e pensamentos destrutivos? Não deveria! Mas é isso que acaba acontecendo muitas vezes, porque o diabo manipula a nossa mente e nos faz esquecer que somos herdeiros do Senhor. Por isso é tão importante que você entenda o tamanho do amor de Deus por você, o grande sacrifício que Jesus fez na cruz para libertar todos nós da escravidão do pecado, e assim, mudar a sua postura.

Existe uma história muito triste, mas que mostra o quanto Deus ama todos nós

Um homem tinha um trabalho muito importante: ele era controlador de uma ponte móvel. Quando os navios passavam pela região, o homem acionava os motores e a ponte se levantava. Quando era a vez de um trem passar por aquele caminho, ele fazia o processo inverso e a ponte descia. Certo dia, ele levou o filho pequeno para o trabalho. O trem costumava parar em uma estação próxima à ponte, mas naquele dia ele não parou por algum motivo. O problema era que a ponte estava em pé, pois uma grande embarcação tinha acabado de passar por ali. E quando o menino viu que o trem estava se aproximando mais rápido do que deveria, desceu até a base da ponte para abaixá-la manualmente, já que o pai estava fora da casa de máquinas. A criança acabou tropeçando e caindo embaixo daquela estrutura. Ao ver aquilo, o pai ficou desesperado, porque, se puxasse a alavanca, o filho morreria esmagado; e se não a puxasse, haveria uma colisão violenta e milhares de pessoas perderiam a vida. Enquanto chorava muito, o homem decidiu puxar a alavanca para salvar a vida de todos aqueles que estavam dentro do trem: homens, mulheres, crianças, usuários de drogas, pessoas corruptas, prostitutas... e assim o seu filho tão amado morreu esmagado. Ou seja, aquele pai sacrificou o próprio filho para que inúmeros outros não perdessem a vida. E foi exatamente isso que Deus fez por nós, pecadores. Ele não poupou o Seu Filho para que hoje pudéssemos ter a chance de ser livres da condenação eterna.

Essa história emocionante pode ser resumida neste versículo da Bíblia:

"Deus tanto amou o mundo que deu o seu Filho Unigênito, para que todo o que nele crer não pereça, mas tenha a vida eterna. Pois Deus enviou o Seu Filho ao mundo, não para condenar o mundo, mas para que este fosse salvo por meio dele" (João 3:16,17).

Seja honesto: no lugar daquele pai, você teria puxado a alavanca? Com sinceridade, eu digo que não puxaria.

Minha humanidade não me permitiria sacrificar a vida de um dos meus filhos para salvar pessoas que eu nem conheço. Eu jamais condenaria uma das pessoas que eu mais amo em troca da libertação de pessoas que não me conhecem nem se importam comigo. Mas Deus fez isso! Ele permitiu que o Seu Filho viesse ao mundo, fosse perseguido, humilhado, espancado e morto para que pessoas que nem O conheciam ou se importavam com Ele tivessem a oportunidade de receber a salvação.

E diante de tudo isso, será que você ainda não consegue acreditar que Deus acredita em cada um de nós? Ele pode e quer nos libertar da crise no casamento, do mau relacionamento com os filhos, dos problemas financeiros, dos vícios do álcool, das drogas ou da pornografia, das doenças do corpo e da mente e de tantos outros ciclos destrutivos. Basta você se entregar verdadeiramente a Ele e clamar como Bartimeu: "Filho de Davi, tem compaixão de mim!".

A Bíblia diz em Hebreus 11:6 que é impossível agradar a Deus se não tivermos fé, pois quem se aproxima dEle precisa crer que Ele existe e que recompensa aqueles que O buscam. Esse é o ponto-chave para você vencer qualquer batalha espiritual, seus ciclos destrutivos e ter uma vida abundante. A melhor forma de agradarmos ao Senhor é acreditando em Sua Palavra. Ele é um Deus de amor e recompensa aqueles que O buscam, mas para isso você precisa acreditar nisso e nEle confiar completamente. Ele não nos criou para dar errado, então creia que tudo irá cooperar para o seu bem, até mesmo as suas falhas durante o processo de transformação. Veja o que Ele disse por meio do profeta Jeremias:

"'Sou eu que conheço os planos que tenho para vocês', diz o Senhor, 'planos de fazê-los prosperar e não de lhes causar dano, planos de dar-lhes esperança e um futuro" (JEREMIAS 29:11).

O SENHOR CONHECE CADA UMA DE SUAS LUTAS, SABE DE CADA LÁGRIMA QUE CHOROU DURANTE TODO ESSE TEMPO, PORQUE ELE ESTAVA LÁ COM VOCÊ.

No evangelho de Mateus vemos a história de um homem que Jesus admirou pela fé que possuía. Certo dia, Jesus estava entrando na cidade de Cafarnaum quando um centurião (que era o líder de um grupo de soldados do império romano) chega até Ele pedindo ajuda, pois um de seus servos estava muito doente. Então, o Senhor se prontificou a ir até a casa daquele homem, mas o centurião disse que não era digno de receber o Messias debaixo do seu teto, mas que apenas uma palavra do Filho de Deus já seria capaz de curar o seu ajudante. Então, Jesus liberou uma palavra de cura e aquele rapaz foi curado. Depois, Ele disse aos Seus discípulos que não havia encontrado em Israel nenhum outro homem com uma fé tão grande como aquela (Mateus 8:5-10).

Esse é o exemplo de uma fé que agrada a Deus! Aquele homem era um oficial romano muito influente, mas não deixou de ser temente ao Senhor. O interessante é que o pedido de milagre nem era para ele, e mesmo assim o centurião se apresentou diante de Jesus com humildade e temor e, por isso, foi atendido. Da mesma forma, nós não somos merecedores de receber milagres. Mas, assim como aquele centurião, devemos abrir mão de todo status, reconhecimento e influência e ir até o Senhor com humildade, clamando pela Sua misericórdia.

Precisamos descer do pedestal da soberba e do orgulho e nos humilharmos diante de Deus. Infelizmente, existem pessoas que acham que podem dar ordens ao Senhor e que Ele é obrigado a atender seus pedidos egoístas.

O centurião, mesmo sendo um homem poderoso em sua época, não se sentiu digno de receber Jesus em sua casa. Ele sabia que era pecador e que não fazia parte do povo judeu, mas tinha o principal: a fé. E nós precisamos ser como esse homem! O problema é que, quando passamos por lutas, a primeira coisa que o diabo faz é lançar dúvidas sobre nós, como: *Por que estou passando por isso se eu sou filho(a) de Deus? Onde está Jesus para me socorrer agora? Eu sou cristã(o), frequento a igreja, pago o meu dízimo. Deus não pode me deixar sofrendo assim!* E por aí vai.

Certa vez uma pessoa me ligou questionando o porquê de não ser abençoada. Ela se comparava com outros irmãos da igreja, como se merecesse mais do que eles. E essa situação me fez lembrar da história do fariseu e do publicano.

A Bíblia conta que, certo dia, Jesus estava conversando com algumas pessoas que se achavam mais justas do que outras. Então, o Senhor contou uma parábola de dois homens que foram orar no templo. Um era fariseu (líder religioso da época), o outro era publicano (coletor de impostos) e, naquela época, as pessoas não gostavam dos coletores de impostos porque geralmente eles eram corruptos. A Bíblia diz que o fariseu se colocou à frente dos outros para orar e agradeceu a Deus por se considerar melhor do que as outras pessoas. Ele disse que jejuava duas vezes por semana e pagava o dízimo. Já o publicano ficou de pé onde estava, abaixou a cabeça e orou: "Ó Deus, tem misericórdia de mim, pois sou pecador!". Enquanto o fariseu se achava perfeito e acreditava que não precisava da ajuda de Deus, o publicano sabia o quanto era falho e pecador e reconheceu que precisava da misericórdia do Senhor. E qual foi a oração atendida? A deste homem humilde que clamava por perdão em vez do homem que se sentia superior (Lucas 18:10-14).

Nós devemos ser como esse coletor de impostos e não como aquela mulher que me ligou, que se achava melhor do que os outros. Talvez você esteja passando por dificuldades e, ainda assim, não consiga se livrar da dureza do seu coração. Se você não se arrepender de todo o coração, peça ao Espírito Santo para ajudar e revelar coisas que você ainda precisa resolver, seja um vício ou um ato que desagrada ao Senhor. Saiba disso: Deus não está em busca de um coração perfeito, Ele quer encontrar em você um coração quebrantado, disposto a fazer a Sua vontade.

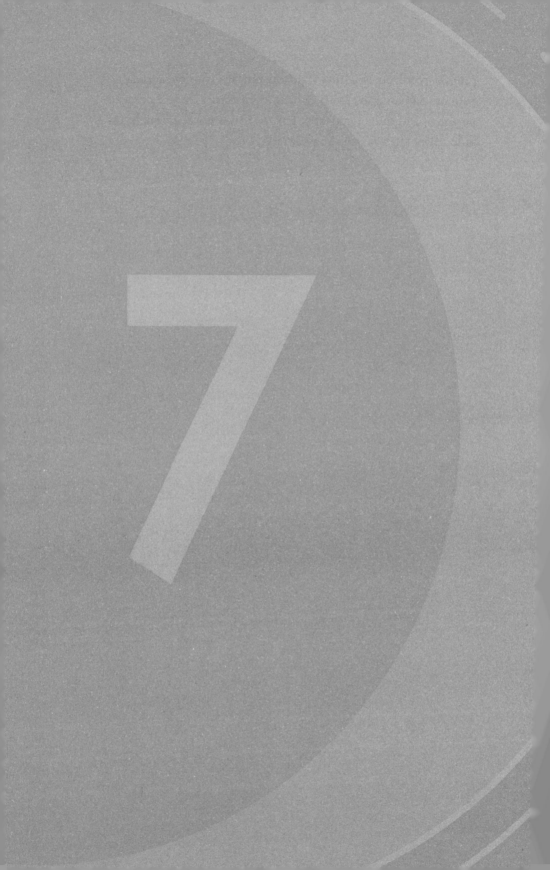

ENFRENTE A BATALHA ESPIRITUAL

A batalha espiritual é uma grande realidade na vida de todo(a) cristão(ã), e a Bíblia é muito clara sobre o assunto. Precisamos saber contra quem estamos lutando, pois o inimigo nos rodeia como um leão, procurando a quem possa devorar. Ele conhece cada um de nossos pontos fracos e espera apenas uma brecha para atacar e nos aprisionar em ciclos destrutivos. Veja o que o apóstolo Paulo disse sobre o assunto:

"Nenhum soldado se deixa envolver pelos negócios da vida civil, já que deseja agradar aquele que o alistou" **(2 TIMÓTEO 2:4)**.

Certa vez, Stu Weber, um pastor norte-americano, disse: "Saiba ou não, goste ou não, você e eu estamos em uma guerra! E precisamos começar a viver como se estivéssemos em uma batalha pelas nossas vidas. Porque, na verdade, nós estamos!". Todo cristão é um soldado de Cristo e o Senhor é tão cuidadoso conosco que não permitiu que fôssemos para a guerra sem armas espirituais para combater Satanás e seus demônios.

Sabemos que o diabo é cruel e tem estratégias que nós não conhecemos. Por isso, precisamos nos posicionar de maneira muito firme e conhecer cada vez mais o adversário, porque a batalha vai ficando mais intensa à medida que buscamos a Jesus. Na Bíblia existe uma estratégia para você vencer suas lutas e quebrar os ciclos. Está escrito assim:

"Fortaleçam-se no Senhor e no seu forte poder. Vistam toda a armadura de Deus, para poderem ficar firmes contra as ciladas do diabo, pois a nossa luta não é contra pessoas, mas contra os poderes e autoridades, contra os dominadores deste mundo de trevas, contra as forças espirituais do mal nas regiões celestiais" (EFÉSIOS 6:10-12).

Por mais que muitas vezes nós pensemos o contrário, a Bíblia garante que nosso inimigo não é um ser humano. Acontece que o diabo usa pessoas para fazer maldade contra os filhos de Deus — e ele faz isso de diversas formas, seja por meio de uma fofoca, de uma agressão, de um crime, de uma ofensa ou de qualquer outra maneira que consiga atacar nossos valores. E quando entendemos que o problema não está na pessoa, mas no poder que atua sobre ela, começamos a vencer a batalha espiritual.

Isso me fez lembrar a história de um pastor que era ofendido por um alcoólatra todos os domingos na porta da igreja. Sempre, antes de o culto começar, o homem ia até a porta e xingava o pastor de todos os palavrões que você pode imaginar. O líder da igreja ficava um pouco sem graça com aquela situação, mas nunca fez nada contra o agressor. Pelo contrário, sempre o convidava para entrar. Uma noite, um dos diáconos da igreja foi até o pastor e perguntou: "Por que o senhor nunca fez nada contra esse homem? Por que nunca o repreendeu ou chamou a sua atenção?". E o pastor, muito calmo, disse ao irmão: "Esse homem não tem nada contra mim. É quem está o manipulando que tem. Eu já estou orando pela vida desse rapaz e, muito em breve, o Senhor o libertará".

E foi exatamente isso que aconteceu. Em uma noite, o pastor chegou à igreja para o culto de Santa Ceia e o bêbado não estava na porta. Ele achou estranho, e entrou. Ao subir no púlpito para começar a pregação, quem ele vê sentado na primeira fileira de cadeiras? O seu agressor. Porém, sua aparência era bem diferente, mais leve do que costumava ser. Além disso, o homem estava bem-vestido e ao seu lado havia uma mulher e duas crianças. Ao final do culto, o homem foi até o pastor e disse: "Eu queria pedir desculpas por todas as vezes em que vim até a porta da igreja bêbado para xingá-lo. Eu merecia que o senhor me fizesse algo de ruim, mas nunca fez. Ontem, eu tive um sonho no qual um anjo me dizia que eu deveria pegar a minha família e visitar a sua igreja em vez de passar o domingo no bar. E aqui estamos nós. A partir de agora, minha família e eu queremos servir o Jesus que o senhor prega aqui dentro e lá fora, quando o senhor ignorava a minha condição de alcoólatra e me chamava para entrar". Pouco tempo depois, toda a família foi batizada por aquele pastor, o homem deixou o vício que herdou do pai e se tornou uma das pessoas que mais serviam na obra de Deus.

Você consegue perceber quem é o nosso verdadeiro inimigo? A sua luta é contra as forças do mal que habitam em torno das regiões celestiais. Agora, é importante entender como funciona a batalha espiritual.

Primeiro: **não subestime o inimigo.** Muitas pessoas não acreditam que o diabo existe ou que ele não tem tanto poder. Esse pensamento é muito perigoso, porque a grande esperteza dele é esconder a sua identidade. E quem não acredita na força do mal se torna um alvo fácil para os seus ataques.

Segundo: **não superestime o inimigo.** Existem pessoas que exaltam muito o poder de Satanás. Se o motor do carro pifou, é culpa do diabo. Se dormiu mal na noite passada, é obra do maligno. Se as contas do mês estão mais altas do que o salário, é Satanás querendo humilhar você. Mas quase sempre essas coisas não são verdade. O inimigo tem poder, mas nem tudo é culpa dele.

Agora, vamos voltar à guerra espiritual e às armas que Deus disponibiliza para você lutar. O apóstolo Paulo fala sobre elas:

"Embora vivamos como homens, não lutamos segundo os padrões humanos. As armas com as quais lutamos não são humanas; pelo contrário, são poderosas em Deus para destruir fortalezas. Destruímos argumentos e toda pretensão que se levanta contra o conhecimento de Deus, e levamos cativo todo pensamento, para torná-lo obediente a Cristo" (2 Coríntios 10:3-5).

À medida que você estiver disposto a quebrar os ciclos destrutivos, o diabo fará de tudo para o(a) desviar desse plano. Nós sabemos que a vida cristã não é um "mar de rosas", onde tudo é fácil e dá certo. Pelo contrário, estamos em um campo de batalha e temos um inimigo que, como vimos, não é o nosso parente, vizinho ou colega de trabalho. O inimigo de nossa alma é Satanás e seus demônios. O seu único objetivo é roubar, matar e destruir, por isso precisamos estar alertas e usar a armadura de Deus para resistirmos a esses ataques.

A Bíblia diz que devemos usar toda a armadura de Deus para vencer o diabo. Essa armadura foi descrita pelo apóstolo Paulo enquanto estava preso em Roma. Naquela época, o Império Romano dominava e era comum ver exércitos e soldados por toda parte, por isso Paulo conhecia muito bem roupas, equipamentos e armas dos soldados romanos. Na própria prisão, ele era vigiado o tempo todo por um. Vejamos quais são as seis principais peças dessa armadura:

"Vistam toda a armadura de Deus, para que possam resistir no dia mau e permanecer inabaláveis, depois de terem feito tudo. Assim, mantenham-se firmes, cingindo-se com o **cinto da verdade**, vestindo a **couraça da justiça** e tendo os **pés calçados** com a prontidão do evangelho da paz. Além disso, usem o **escudo da fé**, com o qual vocês poderão apagar todas as setas inflamadas do maligno. Usem o **capacete da salvação** e a **espada do Espírito**, que é a Palavra de Deus" (**EFÉSIOS 6:13-17**).

Algumas pessoas imaginam que a armadura de Deus é um conjunto de objetos místicos e espirituais que estão à nossa disposição, e muitas delas até oram pedindo que Deus lhes dê essa armadura invisível. Mas Paulo estava simplesmente usando linguagem figurada. Ele estava mostrando que, da mesma forma como o soldado usa uma roupa especial como o cinto, a couraça, as sandálias, o escudo, o capacete e a espada, nós devemos carregar conosco a verdade, a justiça, o evangelho, a fé, a salvação e a Palavra de Deus. Ou explicar como era a armadura de um soldado romano daquela época e a comparar com a armadura que Deus nos dá para vestir.

USE O CINTO DA VERDADE

Nos dias de Paulo, o soldado tinha em sua armadura uma cinta larga, geralmente de couro, para carregar sua espada, proteger seu abdome e ao mesmo tempo sustentar a túnica.

Na armadura do cristão, o que o sustenta é a sua integridade. Nós devemos sempre falar a verdade e fazer o que é certo, porque assim estaremos protegidos. E se alguém fizer uma acusação contra nós, o Senhor nos defenderá, porque estamos com a razão.

Além disso, a "verdade" que Paulo cita, é a Palavra de Deus. Quando estamos passando por lutas, precisamos apertar esse cinto bem forte: temos que ler a Bíblia e crer de todo coração no que está escrito nela, porque o diabo fará de tudo para que acreditemos mais na derrota do que na força dos milagres. Ele nos lembrará de cada decepção, de cada oração "não atendida" e de tudo que deu errado conosco. Ele se aproveitará de um momento de fragilidade para tentar convencer que a Bíblia é mentirosa. Mas, se você estiver com a verdade em seus lábios e coração, o diabo sairá derrotado, assim como aconteceu quando Jesus o venceu no deserto.

VISTA A COURAÇA DA JUSTIÇA

A couraça geralmente era feita com correntes trançadas e usada para proteger o soldado de um golpe fatal no coração ou em outros órgãos importantes.

Sabemos que o diabo nos ataca constantemente com mentiras, acusações e lembranças de pecados do passado. Ele tenta nos convencer de que não somos bons o bastante para andar com Deus, por isso devemos nos apoiar na justiça de Cristo e não na nossa, tão mais fraca. A Bíblia diz que Jesus não tinha pecado, mas Deus colocou sobre Ele a culpa dos nossos pecados para que nEle nos tornássemos justiça de Deus (2 Coríntios 5:21). Ou seja, por meio de Jesus, nós somos aceitos por Deus. Então, quando o diabo começar a apontar os seus pecados, diga a ele: "Você não tem poder para me acusar, porque Jesus já me perdoou e o sangue dele me purificou de todo pecado!" (1 João 1:8,9).

CALCE OS PÉS COM O EVANGELHO DA PAZ

A sandália de um soldado romano era feita de couro e tinha pregos de ferro cravejados na sola para dar firmeza na caminhada e tração na hora da batalha.

Assim também age o evangelho da paz, que é o evangelho de Cristo, que não nos deixa escorregar e ficar inseguros na hora da batalha. Quanto mais o soldado de Cristo conhece o evangelho e prega para outras pessoas, mais firme e resistente fica, e quem derrapa são os inimigos do evangelho. Por isso, prepare-se para seguir o Senhor, aconteça o que acontecer, e assim o diabo não conseguirá roubar a paz de dentro do seu coração.

USE O ESCUDO DA FÉ

O escudo do soldado romano era feito de madeira coberta com couro. Na batalha, os soldados mergulhavam as flechas no óleo, depois acendiam e atiravam no inimigo. Por isso, esses escudos eram muito importantes para proteger o soldado de ferimentos e queimaduras graves.

Da mesma forma, Satanás lançará flechas inflamadas em você. Ele colocará dúvidas na sua mente em relação à fidelidade de Deus e à Sua Palavra. E ele sabe que uma faísca pode causar um grande incêndio e destruir tudo, por isso você deve alimentar sua fé e rejeitar todo pensamento de incredulidade, por menor que seja.

USE O CAPACETE DA SALVAÇÃO

Um soldado usava o capacete para proteger a cabeça, porque se cabeça fosse ferida, ele não conseguiria pensar e poderia até morrer, pois é a cabeça que comanda o corpo.

Da mesma forma, todo cristão precisa proteger seus pensamentos contra as doutrinas falsas que o afastam da salvação em Jesus Cristo. Quando se tem a esperança correta acerca do evangelho, você não se apoia em sua justiça nem se deixa influenciar pelas acusações do diabo. Você sabe que é salvo pela fé, por meio da graça de Deus, e não por suas obras (Efésios 2:8,9).

VOCÊ CONSEGUE PERCEBER QUEM É O NOSSO VERDADEIRO INIMIGO? A SUA LUTA É CONTRA AS FORÇAS DO MAL QUE HABITAM EM TORNO DAS REGIÕES CELESTIAIS.

USE A ESPADA DO ESPÍRITO

Enquanto o restante da armadura são armas de defesa, a "espada" é uma arma de ataque.

Na nossa vida cristã, a "espada" é a Palavra de Deus, que devemos usar para resistir a Satanás. Em Tiago 4:7 nos é dito que devemos nos submeter a Deus e resistir ao diabo, e assim ele fugirá de nós. Por isso não recue nem tenha medo, o inimigo sabe que Jesus já o derrotou. O Senhor venceu todas as tentações e pagou a dívida do seu pecado na cruz para que hoje você tenha autoridade sobre o inimigo. Basta confessar a Palavra de Deus com fé.

Essas são as seis peças da armadura de Deus, e quando Paulo termina de citá-las, diz que devemos orar em todas as ocasiões e também pelos nossos irmãos, porque a oração é que nos capacita a perseverar e vencer a batalha espiritual.

Veja o que que o apóstolo Tiago escreveu:

"Submetam-se a Deus. Resistam ao diabo, e ele fugirá de vocês. Aproximem-se de Deus, e ele se aproximará de vocês! Pecadores, limpem as mãos, e vocês, que têm a mente dividida, purifiquem o coração" (Tiago 4:7,8).

Lembre-se: o inimigo sabe quais são seus pontos fracos, não porque ele é onisciente, mas porque ele o(a) estuda todos os dias. Ele não vai atacar os seus pontos fortes, no que você tem confiança, mas sim aquilo que causa mágoa, que mexe com o seu emocional e desestabiliza você de alguma forma. Por isso, se quer vencer os ciclos destrutivos que tanto atrasam, prejudicam a sua vida e não permitem que você viva os planos do Senhor, você precisa se posicionar corretamente nessa batalha. É preciso vestir a armadura de Deus para derrotar Satanás e seus demônios de uma vez por todas.

PERDÃO QUE CURA E LIBERTA

Falar sobre perdão é sempre muito desafiador para mim, porque preciso falar sobre a importância do perdão sem que você pense que estou diminuindo o tamanho de sua dor. Pode ser que você tenha sido abusado(a), ferido(a), criticado(a), rejeitado(a) ou traído(a), porém, quando você libera o perdão, se dá a oportunidade de desfrutar a liberdade do seu coração.

E isso acontece porque o perdão é uma atitude libertadora, enquanto o ato de não perdoar é semelhante a tomar uma dose de veneno e esperar que a pessoa que o(a) feriu morra. E a Bíblia é muito clara em relação a esse assunto: em Marcos 11:26, Jesus disse que só receberemos o perdão de Deus se também perdoarmos o nosso próximo. Percebe como isso é sério? Se você realmente entende o que Cristo fez na cruz, precisa se tornar uma pessoa que perdoa.

O perdão cura, restaura e sara as feridas do coração. E, em muitos casos, ele também quebra ciclos destrutivos! Existem muitas pessoas que estão com a vida paralisada, sem conseguir sair da "roda do hamster", simplesmente porque não liberam o perdão e não deixam o passado, se recusam a seguir em frente.

Esse foi o caso da Janaína, uma mulher que estava beirando os 40 anos, mas não conseguia se manter em um relacionamento com qualquer homem por mais de três meses.

Um dia, ela me enviou um e-mail contando que assistiu aos meus vídeos na internet sobre o perdão e resolveu me procurar em busca de ajuda. Depois de algumas semanas, Janaína me contou que seu pai havia abandonado a família depois de ter se apaixonado por uma colega de trabalho. Janaína tinha 7 anos na época e cresceu ouvindo a mãe dizer que "homem era tudo igual e que nenhum prestava". Essa ideia repetida constantemente se transformou em um ciclo destrutivo na vida de Janaína, que sempre se lembrava das palavras da mãe quando se apaixonava por alguém. E não era só isso.

Antes de terminar seus relacionamentos, Janaína fazia o possível para que o companheiro atual sofresse o máximo que pudesse. E é exatamente aí que entra a questão do perdão – ou, nesse caso, da falta de perdão. Janaína queria reproduzir nos homens com que se relacionava a mesma dor que o pai causou nela e na mãe. Foi então que nós encontramos a raiz do problema: se ela quisesse sair desse ciclo tão triste que a fazia se sentir tão solitária, Janaína deveria perdoar o pai. No início, ela foi relutante, mas com a minha orientação e com a ajuda de uma psicóloga, conseguiu perdoá-lo. Ela o procurou, marcou um encontro e voltou a falar com ele depois de mais de trinta anos. E hoje, graças a Deus, Janaína está noiva e vai se casar em breve – inclusive com seu pai sendo convidado para entrar com ela na igreja no dia da cerimônia.

Você consegue enxergar como o perdão é importante? Pouco depois de descer do monte onde se transfigurou e se encontrou com Moisés e Elias, Jesus estava com os discípulos quando Pedro se aproximou e perguntou:

"'Senhor, quantas vezes deverei perdoar a meu irmão quando ele pecar contra mim? Até sete vezes?' Jesus respondeu: 'Eu lhe digo: não até sete, mas até setenta vezes sete'" (MATEUS 18:21,22).

Algumas pessoas acreditam que esse cálculo matemático proposto por Jesus tem que ser compreendido literalmente, ou seja, que devemos perdoar quem nos machuca até 490 vezes por dia. Mas não é assim. O que o Senhor quis mostrar a Pedro é que um cristão de verdade deve sempre estar disposto a perdoar o outro, independentemente do quanto ele foi ferido. Eu quero contar uma história sobre o perdão que impactou muitas pessoas quando a contei no meu canal no YouTube.

Havia dois irmãos que desde pequenos eram muito unidos. Depois que cresceram, cada um formou a sua família, mas foram viver em fazendas vizinhas, divididas por um riacho. Os irmãos trabalhavam juntos na criação de gado e, por serem tão unidos, tudo ia muito bem. Porém, um dia a situação mudou. O irmão mais velho ficou furioso com o irmão mais novo por causa de um erro na contabilidade que acabou gerando um prejuízo, e houve uma briga muito feia entre eles. Os dois discutiram e aquela pequena falha se transformou numa troca de ofensas, seguida por semanas de total silêncio entre os dois.

Em uma manhã, um homem simples bateu à porta do irmão mais velho e, ao ser atendido, ele disse: "Bom dia! Estou procurando algum trabalho. Tenho muita experiência em carpintaria. Na verdade, meu pai adotivo era carpinteiro e me deu grandes ensinamentos. Você teria algum serviço para mim?". O fazendeiro respondeu: "Na verdade, tenho sim. O senhor está vendo aquela fazenda além do riacho? É do meu irmão mais novo. Nós tivemos uma briga muito feia e já faz tempo que não nos falamos". "Eu entendo", disse o carpinteiro. E o irmão prosseguiu: "Eu não suporto mais sair na minha varanda e ter que olhar para ele. Então, por favor, use a madeira que está guardada no meu celeiro para construir uma cerca bem alta!". Então, o carpinteiro disse: "Por favor, me mostre onde estão o martelo, os pregos e as

O PERDÃO CURA, RESTAURA E SARA AS FERIDAS DO CORAÇÃO. E, EM MUITOS CASOS, ELE TAMBÉM QUEBRA CICLOS DESTRUTIVOS!

outras ferramentas de fazenda". O irmão mais velho entregou todas as ferramentas ao carpinteiro e foi resolver alguns assuntos na cidade. Enquanto isso, o homem ficou ali cortando e medindo madeira o dia todo. Já no final da tarde, quando o fazendeiro voltou para casa, não acreditou no que viu. Em vez de levantar uma cerca, o carpinteiro havia construído uma ponte muito bonita ligando as duas margens do riacho. O irmão mais velho viu e disse àquele homem: "Seu atrevido! Você sabe muito bem que não foi isso que eu mandei você construir". Porém, ao olhar novamente para a ponte, ele viu o irmão mais novo correr de braços abertos ao seu encontro: "Glória a Deus! Eu sabia que você não era uma pessoa ruim! Quero que você saiba que você é mais que um irmão para mim, você é meu melhor amigo e eu estava com muitas saudades. Você mandou construir essa ponte mesmo depois dos erros que cometi com o nosso dinheiro. Eu te amo irmão!".

Emocionado, o irmão esqueceu as mágoas e foi ao encontro do caçula. Eles se abraçaram e choraram muito em cima daquela ponte. Ao ver aquela cena, o carpinteiro pegou suas coisas, virou as costas e, quando estava indo embora, ouviu o irmão mais velho dizer: "Espere, por favor, senhor! Preciso pagar por seu serviço maravilhoso. Você me ajudou a restaurar meu relacionamento com meu irmão e me fez sentir o quanto é bom ter minha família de volta. Quanto devo?". Então, o homem respondeu: "Você não me deve nada, meu amigo. Só de ver vocês dois tendo uma nova chance já fico muito satisfeito. Essa é a minha missão". Mas o fazendeiro insistiu: "Como assim? Pelo menos diga o seu nome para que eu possa sempre me lembrar do senhor". E o carpinteiro respondeu, sorrindo: "Meu nome? Meu nome é JESUS". E partiu.

Eu gosto dessa história porque ela nos mostra que a família é um bem muito precioso criado por Deus. Tão precioso que fez com que Jesus viesse ao mundo por meio de uma família: José e Maria, descendentes diretos de Abraão, Isaque, José do Egito, Davi, e tantos outros homens e mulheres abençoados. Mesmo sendo algo tão importante para o Senhor, muitas famílias têm seus laços rompidos pelo pecado e acabam sendo vítimas de ciclos destrutivos, como na história da Janaína que vimos a pouco. Lidar com a família nem sempre é fácil, eu sei, mas Jesus nos deu o mandamento de amar e perdoar, independentemente do que os outros façam, pois Ele fez isso por nós.

A Bíblia diz que o amor cobre uma multidão de pecados (1 Pedro 4:8), mas é a falta de perdão que impede o perdão de Deus. No capítulo 18 do evangelho de Mateus, Jesus conta uma parábola muito interessante sobre esse assunto. Existia um homem que devia ao rei 10 mil talentos, que representava uma verdadeira fortuna naquela época. Como aquele servo não tinha como pagar a dívida, o rei ordenou que ele, a esposa e os filhos fossem vendidos como escravos para que o débito fosse quitado.

Desesperado, aquele homem se prostou diante do rei e clamou por misericórdia, pedindo por paciência e prometendo pagar tudo o que devia. O rei teve compaixão, perdoou a dívida e o deixou livre. Depois disso, aquele homem encontrou uma pessoa que também lhe devia algum dinheiro. Segundo a Bíblia, o valor dessa dívida era de cem denários, algo bem menor do que os 10 mil talentos que ele devia ao rei. Mas ele não teve a mesma boa atitude que o seu rei e exigiu o pagamento daquela dívida, pegando o homem pelo pescoço e o sufocando. O devedor se ajoelhou e pediu misericórdia, mas seu pedido foi negado. E pior: ele foi preso e assim ficaria até que pagasse a sua dívida.

Alguns homens, ao saber disso, foram até o palácio e contaram ao rei o que havia acontecido. Ele ficou indignado com a atitude do servo e ordenou que ele fosse preso e torturado até o pagamento da dívida, assim como ele havia feito com o outro homem. Jesus termina a parábola nos deixando um alerta:

"Assim também lhes fará meu Pai celestial, se cada um de vocês não perdoar de coração a seu irmão" (MATEUS 18:35).

Jesus quis mostrar com essa parábola que, ao oferecer o perdão, o rei deu àquele servo uma grande oportunidade de encerrar um ciclo destrutivo em sua vida. Mas a natureza egoísta desse homem fez com que ele colocasse tudo a perder e acabasse colhendo frutos muitos ruins por não ter feito a escolha certa. Você consegue entender o quanto o perdão pode mudar o rumo da sua história?

Para ilustrar essa importância, vou mostrar sete verdades bíblicas sobre o perdão. Em um primeiro momento, elas podem abalar você, mas, depois, vão direcioná-lo para fazer a coisa certa. Veja quais são:

PERDOAR É UMA DECISÃO

Algumas pessoas acreditam que já perdoaram quem lhes fez mal, mas basta uma oportunidade para trazer à memória a ofensa sofrida e reacender aquele sentimento de raiva ou mágoa. Eu conheço um casal que passa por uma situação assim: sempre que eles têm uma discussão, a esposa faz questão de apontar erros que o marido cometeu no passado, mesmo depois de supostamente ter liberado o perdão ao companheiro. Só que isso não é perdoar! Perdão significa lançar no mar do esquecimento toda dor e sofrimento que alguém pode ter nos causado, assim como Deus fez conosco. Veja o que o profeta Miqueias disse:

"Quem é comparável a ti, ó Deus, que perdoas o pecado e esqueces a transgressão do remanescente da sua herança? Tu que não permaneces irado para sempre, mas tens prazer em mostrar amor. De novo terás compaixão de nós; pisarás as nossas maldades e atirarás todos os nossos pecados nas profundezas do mar" (MIQUEIAS 7:18,19).

É comum escolhermos a quem vamos perdoar e essa escolha acaba baseada naquilo que acreditamos ser perdoável ou não. O problema é que, quando agimos assim, não seguimos o que a Palavra de Deus diz. Em vez disso, criamos uma espécie de "código de moral e ética" em nossa mente e acreditamos que o nosso perdão só pode ser oferecido se a ofensa que sofremos estiver dentro das nossas crenças, valores e comportamentos. A Bíblia, no entanto, nos deixa claro que perdoar não é uma opção, e sim uma ordem do Senhor!

PERDOAR NÃO TEM A VER COM SENTIMENTO

Sentir vontade de perdoar é muito bom, mas não adianta de nada se esse sentimento não vier acompanhado de uma atitude séria. Muitas vezes o nosso coração se enche de raiva, mágoa e desejo de vingança. Essa é a nossa natureza humana, e é por isso que a Bíblia nos mostra que o perdão não deve ser fruto da emoção, e sim da razão. É claro que o sentimento pode estar envolvido no ato de perdoar, mas se não estiver, a razão tem que prevalecer.

Márcia sempre teve uma relação muito conturbada com a mãe e, por mais que tivesse a vontade de perdoá-la e deixar o passado de lado, nunca teve a atitude de chegar até ela e liberar o perdão. Isso porque essa moça olhava para as cicatrizes de suas feridas e ainda sentia a mesma dor. O tempo passou, a mãe de Márcia morreu em um acidente de carro e, agora, em vez da mágoa, a filha carrega o sentimento de culpa por não ter tomado a decisão de perdoar aquela que lhe deu a vida.

Você, eu, a Márcia e qualquer outra pessoa só vai conseguir cumprir o mandamento do perdão se tivermos uma vontade racional de perdoar. Se formos levados pela emoção, vamos continuar olhando para uma ferida fechada sentindo a mesma dor que ela causava quando foi aberta.

O PERDÃO DEVE SER SINCERO

Lembra-se da história do casal que contei na explicação da primeira verdade? Pois é, ficou claro que o perdão da esposa não era sincero, porque mesmo depois de vários anos, ela continuava criticando e apontando os defeitos do marido. Muitas pessoas fingem perdoar o próximo só para acabar com um clima ruim e ficar bem com Deus. Mas isso não resolve as coisas por dois motivos: 1) a mágoa continua no seu coração; e 2) Deus conhece você no mais profundo do seu ser e sabe quando não há sinceridade em suas atitudes.

Mesmo que seja difícil perdoar alguém, você precisa aceitar e fazer com sinceridade. O perdão não é algo que nasce pronto em você, mas se decidir dar esse passo de fé, Deus vai mudar o seu coração e o(a) ajudar a cumprir esse chamado.

O PERDÃO CURA

A falta de perdão traz ódio, desejo de vingança e morte espiritual. Mas quando perdoamos alguém, Deus trata os nossos sentimentos e cura as feridas que foram abertas em nossa alma. O perdão traz paz e é como um remédio poderoso para os corações entristecidos e magoados.

Conheço muitas pessoas que não liberam o perdão por acharem que, por se lembrarem do que ocorreu, significa que

O PERDÃO TRAZ PAZ E É COMO UM REMÉDIO PODEROSO PARA OS CORAÇÕES ENTRISTECIDOS E MAGOADOS.

não houve o perdão. Mas, se agirmos a partir desse modo de pensar, nunca conseguiremos perdoar ninguém! Quando somos ofendidos de alguma maneira, o nosso cérebro guarda aquelas informações tão intensamente que dificilmente nos esqueceremos um dia. É por isso que existe uma frase popular que diz que "quem apanha nunca esquece".

Mas perdoar não tem a ver com passar uma borracha na nossa mente. Não tem a ver com se esquecer do que outro fez, mas sim mostrar que você não se importa mais com aquilo. Você se lembra do que aconteceu, mas também lembra que decidiu liberar perdão e isso traz paz ao seu coração. É isso que o profeta Miqueias quis dizer quando falou que Deus lança os nossos pecados no mar do esquecimento. E existe outra passagem semelhante a essa, agora em Jeremias. Veja o que o Senhor disse ao povo de Israel:

"Ninguém mais ensinará ao seu próximo nem ao seu irmão, dizendo: 'Conheça ao Senhor', porque todos eles me conhecerão, desde o menor até o maior', diz o Senhor. 'Porque eu lhes perdoarei a maldade e não me lembrarei mais dos seus pecados" (JEREMIAS 31:34).

Essa passagem diz que Deus não se lembrará mais dos pecados daquele povo, mas eu lhe pergunto: será mesmo que o Deus Todo-Poderoso pode se esquecer de alguma coisa? É claro que não! Ele sabe de tudo. Com isso, o texto mostra que Deus não os culpa mais pelos pecados confessados, pois Ele já os perdoou. Ou seja: Ele não leva mais em conta o que fizeram de errado; aquilo não O incomoda mais.

DEUS NÃO APROVA A FALTA DE PERDÃO

Mesmo diante de todas essas verdades, muitas pessoas não estão dispostas a perdoar. Acontece que essa decisão não é muito inteligente, porque Deus, com certeza, vai levar isso em consideração quando for dar o Seu julgamento. Jesus disse:

"Se perdoarem as ofensas uns dos outros, o Pai Celestial também lhes perdoará. Mas se não perdoarem uns aos outros, o Pai Celestial não lhes perdoará as ofensas" (MATEUS 6:14,15).

Eu sei que parece cruel, mas Deus não perdoa aqueles que não querem perdoar. Pense bem: se Ele demonstrou o maior ato de perdão de todos ao enviar Seu Filho para morrer por nossos pecados, qual desculpa temos para não perdoar? Além disso, a falta de perdão nos leva para longe da presença do Senhor e abre brechas para que o inimigo atue em nossa vida.

Por isso, se você foi ferido(a) ou magoado(a) por alguém e ainda não perdoou, tome coragem, procure essas pessoas o quanto antes (se for possível) e Deus se agradará, trazendo você para mais perto dEle.

VOCÊ NÃO É OBRIGADO(A) A CONVIVER COM QUEM JÁ PERDOOU

Você pode amar e perdoar, e ainda assim não querer conviver com essa pessoa. Afinal, como manter uma amizade com alguém que roubou, traiu, agrediu ou coisa do tipo? É quase impossível. E, na maioria das vezes, manter-se afastado é a melhor coisa a se fazer.

Se essa pessoa não mudar suas atitudes erradas, você não precisa querer ficar ao lado dela, mesmo que isso não signifique que você não a ame de verdade. O que não pode acontecer é ter ódio ou mágoa de alguém, pois Jesus disse que, se a pessoa que o(a) feriu precisar da sua ajuda, não recuse! (Mateus 5:39-42). Afinal de contas, se você ama e já perdoou, não há mais ressentimentos em seu coração. Esse é o verdadeiro amor que Deus espera de nós – que amemos as pessoas e não as suas atitudes, assim como Ele ama o pecador, mas abomina o pecado.

PARA PERDOAR, NÃO É PRECISO ESPERAR O OUTRO PEDIR PERDÃO

Muitas pessoas não perdoam porque ficam esperando o agressor pedir perdão. Mas isso é errado, porque alguns nunca vão se desculpar pelas ofensas que causaram – sem falar daqueles que nem sabem que nos ofenderam!

Lembre-se do exemplo de Jesus na cruz: antes de morrer, Ele olhou para o céu e pediu para que Deus perdoasse aquelas pessoas que estavam tirando a Sua vida. Aqueles homens que condenaram a Cristo e o feriram não estavam nem um pouco arrependidos e, mesmo assim, Jesus não guardou mágoa e ainda orou para que eles recebessem o perdão. Então, saiba que você pode perdoar o outro mesmo quando não souber se ele está arrependido ou não. O perdão depende apenas de você!

Vale lembrar que perdoar a si mesmo também é um grande desafio, pois isso tem a ver com a capacidade e a dificuldade que cada um tem de se amar e se aceitar. Eu conheço alguns casos de pessoas que chegam ao ponto de se culparem por terem nascido e ficam pensando o tempo todo que são um fardo na vida do outro. Mas não pode ser assim. Se Deus já perdoou seus pecados, por que você continua fazendo tão mal a si mesmo(a)? Lembre-se: foi para a liberdade que Cristo nos libertou (Gálatas 5:1).

Perdoar a si mesmo não vai tirar de você a responsabilidade pelas consequências das coisas ruins que você plantou, nem justificará o que você fez. Perdoar a si mesmo é uma escolha que dará força, ânimo e coragem para viver a vida vitoriosa que Deus deu em vez de fazer com que você seja uma vítima dos próprios lamentos.

Quando você se perdoa, as pessoas que fazem parte do seu contexto de vida também são beneficiadas. Caso contrário, quanto mais você evitar perdoar a si mesmo(a), mais vai permitir que esses sentimentos ruins fiquem guardados no seu coração. Isso fará com que você fique mais explosivo(a), ferindo aqueles que estão ao seu redor.

Diante dessas verdades sobre o perdão, não resta dúvidas de que perdoar é necessário. É o melhor caminho a seguir, por mais que seja difícil e que fira o nosso orgulho. Muitas vezes não perdoamos porque achamos que somos melhores que os outros, mas devemos lembrar que também temos defeitos e pecamos, e mesmo assim Deus sempre nos dá uma nova chance. Eu sei que é mais fácil falar do que praticar, mas com a ajuda de Deus você vai conseguir!

A Bíblia diz que o nosso único inimigo é Satanás e não as pessoas (Efésios 6:12). Por isso, fique atento(a): o diabo usará as pessoas para tentar atingir você, ele quer destruir não somente a outra pessoa, mas a você também. É por isso que se escolher perdoar e orar por quem o(a) feriu, você estará quebrando as armadilhas que o inimigo estava planejando. Lembre-se: o amor sempre é a sua melhor arma!

Antes de seguirmos para o próximo capítulo, eu quero propor um desafio:

Existe alguém a quem você precise pedir perdão? Então ore a Deus e entre em contato com essa pessoa o mais rápido possível. Ao conversar com ela, lute contra o desejo de se justificar e não tente mostrar que você está certo(a).

Você está magoado(a) com alguém que, de alguma maneira, o(a) feriu? Se sim, vá até essa pessoa (se for possível), diga a ela como você se sente e, independentemente de ela pedir perdão ou não, a perdoe. Quando você faz isso, está se libertando desse fardo tão terrível.

Tanto no primeiro quanto no segundo caso, seja humilde e tenha domínio sobre as suas palavras. Eu tenho certeza de que você vai dar um passo muito importante para quebrar os ciclos destrutivos de sua vida.

O PODER
DA FÉ

A fé muda histórias e quebra ciclos que pareciam impossíveis de serem destruídos. A fé não é um sentimento, é *"a certeza daquilo que esperamos e a prova das coisas que não vemos. Foi por meio dela que os antigos receberam bom testemunho. Pela fé entendemos que o universo foi formado pela Palavra de Deus, de modo que o que se vê não foi feito do que é visível"* (Hebreus 11:1-3).

O mesmo capítulo nos mostra que *"sem fé é impossível agradar a Deus, pois quem dEle se aproxima precisa crer que Ele existe e que recompensa aqueles que o buscam"* (Hebreus 11:6). Além disso, essa passagem nos traz à memória grandes feitos que homens de Deus realizaram por meio de sua fé. E o mesmo pode acontecer com você! Jesus disse que se tivermos a fé do tamanho de um grão de mostarda, poderemos fazer coisas impossíveis, como mover uma montanha (Mateus 17:20).

Essa fala de Jesus sobre a fé do tamanho de um grão de mostarda nos traz um ensinamento que quero dividir com você, pois acredito que ele é fundamental para a quebra do ciclo destrutivo.

A Bíblia conta que Jesus, Pedro, Tiago e João haviam descido do monte da transfiguração e se deparado com uma multidão. Então, um homem se aproximou do Senhor, se ajoelhou diante dEle e pediu ajuda para o seu filho, que vivia possuído por demônios. O homem também contou que já havia levado o rapaz para os discípulos, mas eles não conseguiram curá-lo. Jesus, então, pediu para que o homem lhe trouxesse o filho e expulsou aquele demônio na mesma hora, curando o jovem. Os discípulos provavelmente ficaram envergonhados e perguntaram ao Mestre por que eles não conseguiram expulsar aquele espírito maligno. Veja o que Jesus respondeu:

"Porque a fé que vocês têm é pequena. Eu lhes asseguro que se vocês tiverem fé do tamanho de um grão de mostarda, poderão dizer a este monte: 'Vá daqui para lá', e ele irá. Nada lhes será impossível. Mas esta espécie só sai pela oração e pelo jejum" (MATEUS 17:20,21).

O grão de mostarda é do tamanho da cabeça de um alfinete, mas, quando semeado, cresce e se torna a maior das hortaliças. O mesmo acontece com a fé! Quando semeamos a nossa fé em Cristo, ela cresce firme e forte diante dos problemas, das lutas e das amarras. Por isso, nos tempos difíceis, precisamos crer que o Senhor é o Deus do impossível e que Ele nos capacitará.

E você pode estar se perguntando: *Pastor, o que eu tenho que fazer para que a minha fé cresça?*. Pense por um momento sobre o crescimento de uma semente. Enquanto ela está guardada no pacote com as outras, nada vai acontecer. Ela ainda será uma pequena semente. Mas, uma vez que você toma a decisão de plantá-la em terra preparada, e em seguida, regá-la com água, ela irá germinar, começará a crescer e, futuramente, produzirá frutos. O mesmo acontece com a sua fé: ela começa com a decisão de cultivar essa semente e aumenta com a sua dedicação e comprometimento diário.

Durante a minha caminhada como pastor, eu passei por muitos desafios e lutas. E não foram poucas as vezes em que pensei em desistir. O inimigo usava as pessoas, inclusive de dentro da própria igreja, para dizer que meu ministério não tinha futuro, que eu era um mal pregador e que deveria procurar outra profissão. E, por muitas vezes, questionei a Deus sobre tudo aquilo. Eu tentava fazer as coisas certas, mas só recebia críticas e julgamentos. Foi durante um momento de muita angústia que o Senhor me mostrou que eu não deveria me preocupar, mas ter fé porque a força de que necessitava para continuar a caminhada viria dEle. E foi isso que aconteceu. Enquanto escrevo este livro, conto com mais de 20 milhões de seguidores nas minhas redes sociais. E eu não conto esse dado por vaidade, e sim para mostrar que Deus é capaz de realizar coisas inimagináveis e grandiosas em nossa vida se apenas crermos em Seu poder. Veja o que o salmista Davi disse:

"O Senhor está perto dos que têm o coração quebrantado e salva os de espírito abatido. O justo passa por muitas adversidades, mas o Senhor o livra de todas" (**Salmos 34:18,19**).

Assim como aconteceu comigo, eu sei que você também questiona a Deus sobre as suas lutas. Sei que você não entende os motivos de tudo dar errado, mas saiba que as tempestades vêm para nos trazer grandes aprendizados. O Senhor forja o nosso caráter por meio desses desafios e quer nos ensinar a ter uma fé inabalável. E existem dois segredos para atingir esse nível de fé:

SEJA GRATO(A)

A gratidão deve fazer parte do seu dia, assim como comer, tomar banho, escovar os dentes e dormir. Se você conseguir fazer isso, verá que, mesmo diante dos piores problemas, a sua confiança em Deus será plena. No Salmo 92, o rei Davi rende graças a Deus por suas maravilhosas obras e nos convida a começar o dia adorando ao Senhor e cantando louvores ao Seu nome. Veja:

"Como é bom render graças ao Senhor e cantar louvores ao teu nome, ó Altíssimo, anunciar de manhã o teu amor leal e de noite a tua fidelidade, ao som da lira de dez cordas e da cítara, e da melodia da harpa. Tu me alegras, Senhor, com os teus feitos; as obras das tuas mãos levam-me a cantar de alegria. Como são grandes as tuas obras, Senhor, como são profundos os teus propósitos!" (SALMOS 92:1-5).

A gratidão libera em nosso cérebro uma substância chamada dopamina, que fornece ao corpo uma sensação de alegria, satisfação e relaxamento. A dopamina age na redução da depressão e nos liberta das emoções negativas que nos entristecem. Quando somos gratos pelas coisas que já recebemos de Deus, nossa mente e corpo conseguem suportar os momentos difíceis com mais facilidade e ajudam a manter a nossa fé inabalável.

Então, todas as vezes que você estiver com muita vontade de reclamar, respire fundo e não diga nada. Suas palavras têm poder, então busque expressar somente esperança e vitória, mesmo que você não esteja se sentindo dessa maneira. Quando você pratica esse exercício de gratidão nos momentos difíceis, está fortalecendo a sua fé em Deus. Então, a partir de hoje, diga que tudo vai dar certo, e quando a nuvem escura de pessimismo sair da sua vida, o seu milagre vai chegar!

O apóstolo Tiago diz que devemos nos alegrar pelo fato de passarmos por diversas provações porque o resultado que elas nos trazem vale a pena: perseverança e maturidade (Tiago 1:2-4). Lembra-se da história que contei sobre o início do meu ministério? Pois bem, sofri muito. Foi como se tivessem jogado um balde de água gelada em mim. Mas foi aquela provação que me fez perseverar e seguir adiante. Se não fosse por aquele momento ruim, dificilmente você estaria lendo este livro agora.

Deus usa os improváveis e eu sou um deles. Por meio da fé, aprendi a ressignificar a minha história. Outras tempestades piores vieram, mas coloquei em prática tudo que aprendi com aquelas duras críticas e, como resultado, tenho visto a minha fé em Deus crescer a cada dia. Então, quando alguma luta surge na minha vida, não pergunto mais a Deus o porquê de aquilo estar acontecendo comigo, e sim o que Ele quer me ensinar com a experiência. E você deve fazer o mesmo! Peça sabedoria a Deus para revelar formas de você crescer. Com certeza a sua fé será fortalecida e você conseguirá passar por qualquer dificuldade louvando ao Senhor.

MANTENHA A CALMA

Eu sei que não é fácil manter a tranquilidade quando tudo dá errado e o mundo parece estar caindo sobre a sua cabeça, eu mesmo passo por momentos assim. As pessoas que convivem comigo vivem dizendo que eu sou muito calmo, mas só Deus sabe o quanto eu preciso lutar para não perder o controle quando as coisas dão errado. E quando eu fico mal, o Espírito Santo vem e me lembra de um Salmo do qual eu gosto muito, que diz assim:

"Descanse somente em Deus, ó minha alma; dele vem a minha esperança. Somente ele é a rocha que me salva; ele é a minha torre alta! Não serei abalado! A minha salvação e a minha honra de Deus dependem; ele é a minha rocha firme, o meu refúgio. Confiem nele em todos os momentos, ó povo; derramem diante dele o coração, pois ele é o nosso refúgio" (SALMOS 62:5-8).

O GRÃO DE MOSTARDA É DO TAMANHO DA CABEÇA DE UM ALFINETE, MAS, QUANDO SEMEADO, CRESCE E SE TORNA A MAIOR DAS HORTALIÇAS. O MESMO ACONTECE COM A FÉ!

Deus é o seu refúgio em tempos difíceis! Quando você aprende o segredo de confiar no Senhor, deixa de perder a paz durante os problemas, porque entende que Ele está no controle de todas as coisas. Quando confiamos no Senhor, nada mais consegue nos abalar.

Aprenda a descansar o seu coração na certeza de que Deus está no controle de tudo. Não há nada que aconteça que Ele já não saiba ou que não haja solução. Certa vez, Jesus estava diante de uma multidão sofrida, pois o povo estava há muito tempo sem comer. Veja o que a Bíblia diz:

> "Levantando os olhos e vendo uma grande multidão que se aproximava, Jesus disse a Filipe: 'Onde compraremos pão para esse povo comer?' Fez essa pergunta apenas para pô-lo à prova, pois já tinha em mente o que ia fazer. Filipe lhe respondeu: 'Duzentos denários não comprariam pão suficiente para que cada um recebesse um pedaço!'" **(João 6:5-7)**.

Jesus já sabia o que iria fazer diante daquela situação difícil. Ele estava prestes a fazer um grande milagre, multiplicar pães e peixes. Da mesma forma, o Senhor já sabe como resolver cada situação difícil na sua vida, apenas espera qual a sua atitude perante o problema! Por isso continue crendo que ele está cuidando de você e que todas as coisas irão contribuir para o seu bem.

A CHAVE DA VITÓRIA

E agora, me responda uma pergunta: como fica a sua fé diante dos ciclos que insistem em tentar destruir a sua vida? A maioria de nós, cristãos, diz confiar em Jesus acima de qualquer circunstância, mas não é capaz de entregar sua dor ao Senhor e crer que Ele pode trazer a cura. Essas pessoas se esquecem de que, dentro delas, habita o Espírito Santo de Deus, que é muito maior e muito mais forte do que qualquer exército maligno (1 João 4:4). Mas não basta ser morada do Espírito Santo, é preciso agir! Em Tiago 4:7, a Bíblia diz exatamente o que deve ser feito:

"Submetam-se a Deus. Resistam ao diabo, e ele fugirá de vocês".

Essa é a grande chave para vencer a batalha espiritual. É preciso se submeter ao Senhor, ou seja, deixar de lado a sua força e inteligência e entregar tudo nas mãos dEle. Depois, para resistir ao diabo é preciso mostrar ao inimigo quem governa a sua vida. Quando Satanás percebe que você foi lavado(a) pelo sangue de Jesus, ele até tenta, mas não consegue vencê-lo – e é isso que o faz fugir.

Existe uma história muito interessante de pessoas que invocavam o nome de Deus para expulsar demônios, mas não tinham nenhuma intimidade com o Senhor. Certo dia, um endemoninhado foi levado até elas para ser liberto. E essas pessoas disseram: *"Em nome de Jesus, a quem Paulo prega, eu lhes ordeno que saiam!"* (Atos 19:13). Porém, o espírito maligno zombou desses falsos servos de Deus, lhes dizendo: *"Jesus, eu conheço, Paulo, eu sei quem é; mas vocês, quem são?"* (Atos 19:15). Então, o endemoninhado saltou sobre eles e os dominou, espancando-os com tamanha violência que eles fugiram da casa nus e feridos.

O apóstolo Paulo era um homem obediente a Deus e tinha autoridade para expulsar demônios, mas esse grupo de pessoas ignorou o fato de que a obediência ao Senhor é a chave para resistir ao mal. Aquelas pessoas tentaram expulsar os demônios sem ter nenhuma autoridade e o próprio espírito maligno mostrou reconhecer Jesus e Paulo, porque os dois eram submissos ao Senhor.

Isso nos mostra que, além da fé, é necessário se submeter ao Senhor, porque todo o poder para vencer as suas batalhas, sejam elas espirituais, psicológicas ou físicas, vem dEle. Deus está pronto para fazer você vencer esses ciclos destrutivos que tanto entristecem o seu coração, basta que você lance a semente da fé aos pés do Senhor e confie nEle em todos os momentos. Nem sempre vai ser fácil, muito menos vai acontecer no seu tempo. Mas com Deus no controle da situação, a sua vitória já está garantida!

PRATIQUE A PALAVRA E DEIXE UM LEGADO

Por mais que a Bíblia seja um grande tesouro para a humanidade por causa de sua Literatura, Filosofia e História, o maior valor desta obra se encontra na influência que tem sobre a nossa vida. Por meio de suas páginas, nós temos a oportunidade de enxergar a nossa verdadeira condição diante de Deus, e somos convencidos de que a salvação e a vida eterna são possíveis apenas por meio do sacrifício de Jesus na cruz. Como você deve saber, a Bíblia é a Palavra de Deus. E essa Palavra penetra como uma espada em nossa alma e espírito, nos convencendo de todos os nossos pecados. Foi por isso que o apóstolo Paulo se referiu a ela assim:

"A Palavra de Deus é viva e eficaz, e mais afiada que qualquer espada de dois gumes; ela penetra ao ponto de dividir alma e espírito, juntas e medulas, e julga os pensamentos e intenções do coração" **(Hebreus 4:12)**.

Ler a Bíblia é uma das coisas que eu mais gosto de fazer, pois sinto que ela alimenta a minha alma. Mas somente ler a Palavra não é suficiente, você deve entendê-la para, então, obedecê-la. O apóstolo Tiago disse que aqueles que ouvem a Palavra, mas não a colocam em prática, enganam-se a si mesmos e são semelhantes a um homem que olha a própria face no espelho, sai e logo se esquece de sua aparência (Tiago 1:22-24).

Assim como um espelho, a Bíblia revela quem realmente somos – nossas qualidades e defeitos; nossos acertos e erros. Ela nos mostra as coisas que devemos continuar fazendo e aquelas que precisamos corrigir. Se não aceitarmos o que vemos nesse espelho, não vamos conseguir aplicar a Palavra de Deus em nossa vida. Se você não reconhecer que precisa de mudança para servir a Deus, Ele não poderá agir em seu favor.

E a libertação de qualquer ciclo destrutivo depende muito da Bíblia, porque é por meio desse "espelho" que você verá tudo aquilo que está aprisionando e fazendo tão mal a você. Sem a Palavra de Deus, é impossível reconhecer erros e buscar a mudança que vai parar a "roda do hamster" emocional, psicológica ou física que você herdou de seus pais ou avós. E talvez você pergunte: *Se esse é o caminho, por que tantas pessoas continuam presas nesses ciclos?* É porque elas simplesmente não conseguem dedicar alguns poucos minutos por dia para alimentar o seu espírito, por meio da oração e meditação na Palavra de Deus.

Você já percebeu que quando pretende dedicar parte do seu tempo lendo a Bíblia, todo o tipo de coisa começa a acontecer? O cachorro começa a latir sem parar, as crianças não param de gritar, as notificações no celular começam a chegar, você se lembra das coisas que precisa comprar no supermercado etc. Agora, se você abre a sua rede social, pode passar horas vendo os conteúdos dos outros sem nenhuma interrupção. Por que isso acontece? Porque o inimigo quer manter você como escravo de suas dores, medos e angústias, e a internet é uma ótima armadilha para isso.

Satanás quer lhe distrair porque sabe que a Bíblia é uma arma importantíssima na batalha espiritual. Conforme vimos, a espada do Espírito é a única arma de ataque da armadura de Deus que foi listada pelo apóstolo Paulo.

A couraça e o capacete são para a proteção; os sapatos ajudam o soldado a caminhar no terreno de batalha; e o escudo protege dos ataques do inimigo; mas é a espada que causa danos. E para isso, é preciso saber usá-la. Você está pronto para esse passo adiante?

Se você não se apegar à Palavra de Deus, todos esses ensinamentos apresentados até aqui não servirão para nada. O renomado pastor Charles Spurgeon certa vez disse que "uma Bíblia que está caindo aos pedaços normalmente pertence a alguém que não está!". Ou seja, quanto mais você "gasta" a sua Bíblia, lendo e compreendendo o que suas páginas trazem, mais fortalecido estará diante das lutas e dos problemas.

Há alguns anos, eu fui pregar em uma pequena congregação de um bairro simples da minha cidade e conheci um rapaz de uns 20 e poucos anos, mas que tinha muita maturidade espiritual. Nós acabamos nos aproximando e nos tornamos companheiros de oração. Sempre que eu precisava visitar alguma pessoa necessitada, o levava comigo. Além de ele ser um jovem que se vestia e se portava de maneira simples e humilde, o que mais me chamava atenção nele era o estado de sua Bíblia. A capa de couro estava toda desbotada e as páginas muito amareladas, marcadas à caneta e amassadas. Quando vi aquilo pela primeira vez, ofereci um livro novo a ele, e a resposta que ele me deu foi um dos maiores ensinamentos que já tive na vida. Ele me disse: "Pastor, eu agradeço, mas vou ficar com a minha Bíblia mesmo. Eu gosto de vê-la assim toda 'estragada' para me lembrar de como eu estaria hoje se não fosse por ela. Pode doar a Bíblia nova para alguém que ainda não tenha uma".

Diante desse testemunho de fé e amor à Palavra de Deus, eu lhe pergunto: o que falta a você para começar utilizar a espada do Espírito a seu favor nessa luta contra os ciclos destrutivos?

ASSIM COMO UM ESPELHO, A BÍBLIA REVELA QUEM REALMENTE SOMOS – NOSSAS QUALIDADES E DEFEITOS; NOSSOS ACERTOS E ERROS. ELA NOS MOSTRA AS COISAS QUE DEVEMOS CONTINUAR FAZENDO E AQUELAS QUE PRECISAMOS CORRIGIR.

Quem acompanha o meu ministério sabe que eu cito muito o apóstolo Paulo em meus vídeos, pregações e livros. E faço isso porque, para mim, ele foi o homem que melhor conseguiu viver a Palavra de Deus. Ele não somente conhecia as Escrituras, como também praticava a Palavra de Deus todos os dias de sua vida desde que teve o seu encontro com Jesus no caminho para Damasco (Atos 9 e 10).

Paulo sofreu muito durante a sua vida cristã e isso me ensinou sobre vencer os ciclos destrutivos. Ele foi maltratado, perseguido e preso, foi apedrejado, bateram em seu rosto e rasgaram suas roupas, mas, mesmo assim, ele nunca deixou de viver e anunciar o evangelho. Seu corpo certamente carregava as marcas e cicatrizes causadas pelas agressões que sofria, contudo, o interior de Paulo se renovava a cada dia e era fortalecido por Deus para suportar todo esse sofrimento físico. Tanto é verdade que, apesar de tudo, ele conseguia se manter em paz e fortalecer os irmãos. Ele sabia que estaria com Cristo um dia e isso lhe dava esperança. Veja o que ele disse:

"Por isso não desanimamos. Embora exteriormente estejamos a desgastar-nos, interiormente estamos sendo renovados dia após dia, pois os nossos sofrimentos leves e momentâneos estão produzindo para nós uma glória eterna que pesa mais do que todos eles. Assim, fixamos os olhos, não naquilo que se vê, mas no que não se vê, pois o que se vê é transitório, mas o que não se vê é eterno" (2 CORÍNTIOS 4:16-18).

Pode ser que você esteja se perguntando agora: *Como é que um homem que sofreu tanto pode dizer que seu sofrimento foi leve e momentâneo?* Se olharmos com os olhos naturais, nunca entenderemos isso, porém se nos lembrarmos da glória eterna que Cristo reservou para nós, qualquer dor que sofremos aqui na Terra se torna pequena e passageira. Por isso, reflita:

- Como você tem olhado para os seus sofrimentos?
- Você tem confiado em Deus ou tem se afundado nos problemas da vida?

Nunca se esqueça do que Paulo disse aos Coríntios:

"Não sobreveio a vocês tentação que não fosse comum aos homens. E Deus é fiel; ele não permitirá que vocês sejam tentados além do que podem suportar. Mas, quando forem tentados, ele lhes providenciará um escape, para que o possam suportar" (1 CORÍNTIOS 10:13).

O apóstolo Paulo não podia impedir que as pessoas o perseguissem, humilhassem e o colocassem em uma prisão, mas podia cuidar do seu espírito buscando a Deus e sendo fortalecido. Ele buscava ao Senhor constantemente, por isso tinha o espírito renovado. Em vez de reclamar das coisas que aconteciam em sua vida, Paulo se alimentava da Palavra de Deus e a vivia da melhor forma possível.

Se Paulo conseguiu ser feliz apesar de todas as circunstâncias, você também consegue! Como pôde ver, ele passou por diversas dificuldades e, com certeza, também sofreu com algum ciclo destrutivo em algum momento de sua vida. Mas, ainda assim, o apóstolo teve uma vida plena. Jesus disse:

"Felizes são aqueles que ouvem a Palavra de Deus e lhe obedecem" (LUCAS 11:28).

Isso quer dizer que ouvir e obedecer a Palavra de Deus traz a real felicidade. No entanto, muitas pessoas não pensam dessa forma; elas acreditam que Deus trabalha para fazer a vida dos Seus filhos infeliz e miserável. Tanto é que alguns chegam a compará-Lo a um menino malvado com uma lupa diante da luz do sol, queimando as pobres formigas que passam por Ele, enquanto o mundo oferece liberdade e prazer. Mas isso é uma grande mentira! Na verdade, é exatamente o contrário. É o mundo que castiga e que leva as pessoas à miséria e à escravidão. Deus é bom o tempo todo e Ele cuida de cada um de Seus filhos sempre da melhor maneira.

Foi por isso que o rei Davi disse: *"feliz aquele que não segue o conselho dos ímpios, não imita a conduta dos pecadores, nem se assenta na roda dos zombadores! Ao contrário, sua satisfação está na lei do Senhor [...]"* e que a vida é *"como árvore plantada à beira de água corrente: Dá fruto no tempo certo e suas folhas não murcham. Tudo o que ele faz prospera!"*. Já os ímpios, segundo ele, *"são como palha que o vento leva. Por isso os ímpios não resistirão no julgamento"* de Deus. E Davi encerra o Salmo assim:

"Pois o Senhor aprova o caminho dos justos, mas o caminho dos ímpios leva à destruição!" (SALMOS 1:1-6).

Então, você tem uma escolha: amar e praticar a Palavra de Deus e ter uma vida feliz, apesar das lutas e dores, ou caminhar segundo os ímpios e ter que colher os frutos ruins dessa escolha em algum momento. A Bíblia diz que *"a fé sem obras está morta"* (Tiago 2: 26), por isso, os resultados que você tanto deseja só virão quando você começar a praticar os princípios da Palavra de Deus.

E quando faz isso, você está construindo uma base sólida para a sua vida e para as pessoas à sua volta. Se você tivesse apenas um mês de vida, iria querer fazer algumas mudanças para melhor, não é mesmo? Comece a fazer isso hoje! Se você quer deixar um legado duradouro para ser lembrado por muitos anos, precisa investir todos os seus recursos nas áreas que mais lhe darão retorno: Deus e as pessoas. Sua vida espiritual e seus relacionamentos são investimentos que valem muito mais do que bens materiais, então analise sobre o que está sendo construída a sua vida: sobre a rocha ou sobre a areia?

VOCÊ TEM UMA ESCOLHA: AMAR E PRATICAR A PALAVRA DE DEUS E TER UMA VIDA FELIZ, APESAR DAS LUTAS E DORES, OU CAMINHAR SEGUNDO OS ÍMPIOS E TER QUE COLHER OS FRUTOS RUINS DESSA ESCOLHA EM ALGUM MOMENTO.

CONSTRUINDO UM LEGADO

A maior virtude que um ser humano pode deixar é um legado. Legado é aquilo que deixamos como principal herança aos nossos descendentes. É algo que nos fará ser lembrados pelos nossos filhos e netos mesmo depois que partimos deste mundo para a glória com Cristo.

Eu e Thaís, minha esposa, fazemos questão de promover cultos em nossa casa. Nós cantamos louvores, oramos e meditamos na Palavra de Deus. E fazemos isso para instruir os nossos filhos, para que eles não sejam "levados ao vento" quando crescerem. Esses momentos estão gerando sementes na mente e no coração da Lorena e do Daniel que tenho certeza de que vão resultar em bons frutos quando eles forem adultos. A fé em Cristo e o amor à Palavra são os maiores legados que nós queremos deixar a eles. E foi exatamente isso que Davi quis para seu filho Salomão. Pouco antes de morrer, o rei de Israel disse ao sucessor:

> "Estou para seguir o caminho de toda a terra. Por isso, seja forte e seja homem. Obedeça ao que o Senhor, o seu Deus, exige: Ande nos seus caminhos e obedeça aos seus decretos, aos seus mandamentos, às suas ordenanças e aos seus testemunhos, conforme se acham escritos na Lei de Moisés; assim você prosperará em tudo o que fizer e por onde quer que for, e o Senhor manterá a promessa que me fez: 'Se os seus descendentes cuidarem de sua conduta, e se me seguirem fielmente de todo o coração e de toda a alma, você jamais ficará sem descendente no trono de Israel'" (1 REIS 2:2-4).

Apesar dos desafios, das falhas e dos pecados, Davi sempre foi temente a Deus. E ao ficar no lugar de seu pai, Salomão não estava herdando apenas a coroa e o trono de Israel, mas sim um legado de amor ao Senhor. E esse legado se tornou tão forte que a passagem bíblica que o chama de "homem segundo o coração de Deus" está registrada no Livro de Atos dos Apóstolos, que foi escrito mil anos depois da morte do rei. E nós até hoje o conhecemos assim. Que legado poderoso e maravilhoso, não é mesmo?

E diante desse exemplo tão incrível, eu quero propor um desafio: use os próximos minutos logo após a leitura deste capítulo para escrever uma carta para você mesmo(a). Imagine-se com 90 anos. O que o seu "eu" do futuro diria ao seu "eu" de hoje? Quais conselhos daria? Qual legado você gostaria de deixar aos seus filhos e netos? Eu tenho certeza de que Deus vai revelar grandes coisas ao coração enquanto você escreve.

Você tem a oportunidade de mudar a sua história enquanto é tempo. Eu respeito a sua dor, compreendo cada um dos ciclos que fizeram e ainda fazem tão mal a você. Mas é tempo de mudar e deixar um legado para as próximas gerações. A Palavra de Deus pode transformar a sua vida e a vida de toda a sua descendência, por isso, leia, medite e viva tudo o que a Bíblia tem a nos ensinar.

PRATIQUE A PALAVRA E DEIXE UM LEGADO

TENHA UM TEMPO DE QUALIDADE COM DEUS

O primeiro livro que publiquei se chama *Momento com Deus*. Nele, você encontra 365 mensagens devocionais — uma para cada dia do ano — com temas do nosso dia a dia para incentivar as pessoas a refletir sobre o agir de Deus e trazer ensinamentos importantes sobre como devemos viver a vida de acordo com a vontade do Pai. Na época, Deus me colocou o desejo de escrever esse livro porque a maioria dos cristãos não conseguia separar nem cinco minutos do seu dia para ler a Bíblia, refletir sobre a Palavra e fazer uma breve oração. Elas não tinham um momento com Deus e, depois, não entendiam o porquê de as coisas não darem certo. Acontece que, infelizmente, quase nada mudou na vida das pessoas. Elas continuam correndo atrás do vento, sem enxergar que todo o seu esforço será em vão se não buscarem ao Senhor, nem que por cinco minutos diários.

Nós vivemos em uma sociedade imediatista, que pressiona e cobra resultados o tempo todo. Tudo o que fazemos parece ser "para ontem" e mesmo quando encostamos a cabeça no travesseiro, não conseguimos descansar, porque somos tomados pelas preocupações do amanhã, como se pudéssemos ter certeza de que viveremos por mais um dia. Sobre isso, o apóstolo Tiago disse:

> "Ouçam agora, vocês que dizem: 'Hoje ou amanhã iremos para esta ou aquela cidade, passaremos um ano ali, faremos negócios e ganharemos dinheiro'. Vocês nem sabem o que lhes acontecerá amanhã! Que é a sua vida? Vocês são como a neblina que aparece por um pouco de tempo e depois se dissipa" (TIAGO 4:13,14).

Nós não sabemos se vamos ter a oportunidade de acordar amanhã pela manhã e, mesmo assim, quando despertamos, voltamos o nosso foco para os compromissos diários, e deixamos de lado as coisas que realmente importam na vida: nosso relacionamento com Deus, com a família, com as pessoas queridas; além de não cuidar da nossa saúde física, emocional e espiritual. E sabe o que nos tornamos agindo assim? Um bando de tolos!

Estou dizendo tudo isso da forma mais direta e sincera possível porque vencer os ciclos destrutivos de sua vida só é possível com o hábito de ter um momento diário a sós com Deus. E quando falo em momento, não é apenas de uma oração rápida enquanto você toma banho ou dirige até o trabalho, e sim de um momento de qualidade, com leitura e meditação da Palavra, além de um tempo para conversar com o Senhor, falar sobre os seus medos, as suas angústias, suas dores, e também dividir com Ele suas alegrias e vitórias. Enfim, é preciso se relacionar de verdade com o Pai, assim como você se relacionaria com qualquer pessoa que você ama e que se importa com você.

Sem a presença de Deus, tudo se torna difícil e pesado. Nossas relações são afetadas, a vida financeira se torna um caos — por mais dinheiro que você ganhe e mais controle que acredita ter —, o trabalho não anda bem... enfim, nada sai como deveria. Quando separamos um momento diário com Deus, o Senhor nos dá ânimo, esperança, alegria, direção e capacitação para lidar com a vida de maneira sábia e tranquila.

Deus é bom e Ele não deseja que vivamos presos nas amarras de Satanás, com uma vida destruída.

Mas, eu sei que começar a ter um tempo de qualidade com Deus não é uma tarefa fácil. Você terá que vencer alguns obstáculos, como o desânimo, a preocupação e até mesmo o cansaço, mas se perseverar nesse propósito, logo verá mudanças que nem mesmo imaginaria alcançar.

Como em tudo na nossa vida, criar um hábito leva tempo e exige mudanças. Além disso, é preciso renunciar aos desejos carnais e alinhar vontades com a vontade do Senhor, senão, sua vida andará em círculos, como o povo de Israel andou por quarenta anos no deserto sem conseguir chegar à Terra Prometida. Então, não permita que isso aconteça com você. Não fique girando na "roda do hamster" enquanto a porta da gaiola já está aberta para você sair. Se liberte dos ciclos que o(a) aprisionam!

No evangelho de Lucas, a Bíblia tem uma passagem que fala sobre prioridades erradas e vontades desalinhadas. Enquanto seguia de uma cidade para outra com os discípulos, três homens abordaram Jesus no meio do caminho demonstrando interesse em se tornarem seus seguidores. O primeiro disse o seguinte: *"Eu te seguirei por onde quer que fores"*. E Jesus respondeu: *"As raposas têm suas tocas e as aves do céu têm seus ninhos, mas o Filho do homem não tem onde repousar a cabeça"* (Lucas 9:57,58). E o homem não disse mais nada.

Pouco depois, Jesus convidou o segundo homem a caminhar com Ele. Você consegue imaginar a honra de ser chamado pelo próprio Cristo para estar ao Seu lado? E o rapaz gostou da ideia, mas pediu para Jesus esperar ele "sepultar o pai". Não, o pai daquele homem não havia morrido. O que ele quis dizer é que só poderia deixar a sua casa depois que o pai não estivesse mais vivo. Então Jesus deu a seguinte resposta:

QUANDO SEPARAMOS UM MOMENTO DIÁRIO COM DEUS, O SENHOR NOS DÁ ÂNIMO, ESPERANÇA, ALEGRIA, DIREÇÃO E CAPACITAÇÃO PARA LIDAR COM A VIDA DE MANEIRA SÁBIA E TRANQUILA. DEUS É BOM E ELE NÃO DESEJA QUE VIVAMOS PRESOS NAS AMARRAS DE SATANÁS, COM UMA VIDA DESTRUÍDA.

"Deixe que os mortos sepultem os seus próprios mortos; você, porém, vá e proclame o Reino de Deus". O terceiro recebeu o mesmo chamado, mas também não deu a Jesus a resposta que Ele esperava. Ele disse: *"Vou seguir-te, Senhor, mas deixa-me primeiro voltar e me despedir da minha família"*. Então, o Mestre respondeu: *"Ninguém que põe a mão no arado e olha para trás é apto para o Reino de Deus"* (Lucas 9:60-62).

Vamos analisar a postura desses três homens. Todos tinham boas intenções no coração, porém nenhum deles deu prioridade a Jesus. O primeiro estava empolgado, mas quando percebeu que teria que renunciar a algumas mordomias, como ter um lugar confortável para viver, logo desistiu. Já o segundo preferiu esperar que o pai morresse para só depois seguir a sua vida. E muitos de nós queremos ir até Deus apenas depois de terminar a faculdade, de aproveitar a juventude, de se casar e formar uma família... Enfim, inventam uma série de desculpas para adiar o que deveria ser imediato. Esse rapaz estava cumprindo o quinto mandamento de honrar o pai e mãe, mas Jesus o chama para cumprir o primeiro e mais importante: *"amar a Deus acima de todas as coisas"*. Por fim, o terceiro quis se despedir da família, como se nunca mais fosse ver seus parentes novamente. Ou seja, não abriu mão de suas vontades e olhou para trás no momento em que deveria ter dado um passo de fé.

É preciso entender algo fundamental se quiser vencer os ciclos destrutivos da vida: andar com Deus exige renúncia! É algo maravilhoso e único, mas há um preço a se pagar, uma cruz a se carregar. Porém, todos aqueles que decidem caminhar com o Senhor têm a melhor das recompensas: a vida eterna. Foi por isso que Jesus disse:

"Se alguém quiser acompanhar-me, negue-se a si mesmo, tome a sua cruz e siga-me. Pois quem quiser salvar a sua vida, a perderá, mas quem perder a vida por minha causa, a encontrará. Pois, que adiantará ao homem ganhar o mundo inteiro e perder a sua alma? Ou, o que o homem poderá dar em troca de sua alma?" **(Mateus 16:24-26)**.

Por isso, se você deseja realmente construir um relacionamento com Deus, siga esses dois passos e tudo dará certo: *"Busquem, pois, em primeiro lugar o Reino de Deus e a sua justiça, e todas essas coisas lhes serão acrescentadas"* (Mateus 6:33).

Nos dias de hoje, infelizmente, não são todas as pessoas que se interessam em assumir compromissos. Seja na vida profissional, amorosa, financeira, familiar, e até na caminhada com Cristo, poucos assumem suas responsabilidades. Porém, é obrigação do cristão ser comprometido com tudo em sua vida. Sabe por quê? Porque servimos a um Deus que leva a sério o que promete. Ele não mente, não volta atrás. Jesus se comprometeu tanto que, por amor, se fez carne, viveu entre nós, assumiu todos os nossos pecados e entregou a própria vida numa cruz. Tudo isso por nós.

Da mesma forma, você precisa ter um compromisso com Deus, precisa buscar uma vida de intimidade com o Senhor para que, nos dias mais difíceis, consiga ter uma fé inabalável.

Assim como Jesus fez com aqueles três homens, hoje Ele continua buscando pessoas que estejam dispostas a caminhar com Ele, assumindo o compromisso de permanecer até o fim, independentemente das circunstâncias da vida. Se você tiver coragem de firmar esse pacto com o Senhor, Ele vai fortalecer, vai curar as suas feridas, quebrar os ciclos destrutivos que o(a) amarram e nunca o(a) abandonará.

Eu sei que você passou ou ainda está passando por momentos de dor e sofrimento, mas as feridas que as pessoas causaram não são maiores do que o poder de Deus na sua vida. Como o salmista escreveu no Salmo 103:4, é o Senhor quem resgata a sua vida da sepultura. A verdade é que Deus investiu muito em você e Ele não permitirá que os Seus planos sejam frustrados.

EU SEI QUE VOCÊ PASSOU OU AINDA ESTÁ PASSANDO POR MOMENTOS DE DOR E SOFRIMENTO, MAS AS FERIDAS QUE AS PESSOAS CAUSARAM NÃO SÃO MAIORES DO QUE O PODER DE DEUS NA SUA VIDA.

A vida nada mais é do que uma longa caminhada na qual não é possível caminhar sozinho. Você pode até resistir, mas chegará um momento em que você vai precisar ter alguém ao seu lado, pois os fardos que você carrega ficarão pesados e ninguém, por mais forte que seja, consegue vencer sem apoio. No entanto, as pessoas nem sempre conseguem ajudar. Elas podem até tentar encorajar, dizer palavras de ânimo, mas não sabem exatamente o que você está sentindo. Só você conhece os seus problemas, e por não encontrar o apoio que precisa, sente que a dor sempre o(a) acompanha, mas é neste momento que Deus se oferece para ser o seu companheiro de caminhada.

Moisés caminhava pelo deserto com seu irmão Arão e milhões de hebreus. Liderar todo aquele povo estava ficando pesado demais e Moisés começou a se sentir solitário e cansado. Então, naquele momento, Deus falou com ele e o tranquilizou, dizendo: *"Eu mesmo o acompanharei, e lhe darei descanso"* (Êxodo 33:14).

Quando você está perdendo suas forças durante a sua jornada, o Senhor diz o mesmo: "Eu mesmo vou acompanhar você e dar descanso". Pense nisso, o Deus Todo-Poderoso está afirmando que será o seu companheiro fiel! Como pode se sentir sozinho(a) depois de receber uma promessa dessas?

No entanto, sei que muitas pessoas não conseguem acreditar que Deus está com elas nos momentos ruins. Elas se tornaram cegas espiritualmente por causa dos problemas e agora não têm fé e esperança. Se você está assim, saiba que muitas vezes a vida pode levá-lo ao deserto, mas isso não significa que o Criador não esteja caminhando com você, ajudando a carregar os pesados fardos. É Ele quem acompanha você, fortalecendo e encorajando a marchar rumo à terra prometida. A jornada pode ser longa e difícil, mas no final, Deus trará o descanso. Se você parar de olhar para as dificuldades e enxergar a vida com os olhos da fé, verá que o Senhor está bem do seu lado e que Ele é o seu companheiro de caminhada. Existe uma história que eu ouvia na infância que me marcou muito e quero dividi-la com você:

Certa vez, uma mulher chamada Margaret Powers sonhou que estava na praia com Jesus, quando cenas da vida dela começaram a passar em um telão no céu. Para cada ano de vida dela, eram deixados dois pares de pegadas na areia: uma era dela e a outra do Senhor. Quando aquele filme acabou, a mulher olhou para trás e percebeu que, nos momentos mais duros de sua vida, só havia um par de pegadas no chão. Ela ficou muito triste com aquilo e perguntou: "Jesus, por que você me abandonou quando eu mais precisei? Por que eu tive que caminhar sozinha nos momentos em que eu mais precisava de Ti?". Então Jesus sorriu, olhou para ela e disse: "Minha filha, aquelas pegadas não eram suas. Eram minhas. Naqueles momentos em que você sofria, Eu a carreguei no colo!".

Diante disso, pare um pouco e olhe para trás. Você vai perceber que o Senhor sempre o(a) carregou no colo enquanto você não aguentava mais caminhar. E Ele vai continuar ao seu lado em todos os momentos da sua vida, basta que você assuma o compromisso de permanecer com Ele, sendo obediente e fiel.

Qual área da sua vida você quer que Jesus cure? Você deseja ser um pai ou uma mãe diferente dos seus? Deseja se libertar de um vício que está destruindo a sua família? Quer aprender a administrar corretamente o dinheiro que ganha para não repetir a mesma história de crise financeira que os seus antepassados viveram? Esse é o momento! Deus está pronto para ouvir o seu chamado. Apresente os seus pedidos ao Pai em oração e creia que a sua história será transformada para a honra e glória do Senhor.

A VITÓRIA ESTÁ EM SUAS MÃOS

Estamos chegando ao final deste livro e eu tenho certeza de que você não é mais a pessoa que era quando abriu a primeira página. Você não sabia se ia dar certo ou não, mas, ainda assim, tomou a decisão de mergulhar em cada capítulo, absorver cada palavra e receber cada ensinamento de Deus. E é graças a Ele que você, agora, sabe os passos que precisa dar para vencer esses ciclos destrutivos que tanto tiraram e ainda tiram coisas boas de sua vida.

Mas tenho certeza de que ainda há coisas a serem feitas. Não é porque você está terminando esta leitura que os seus problemas irão desaparecer como em um passe de mágica. Eu não sou o gênio da lâmpada que vai resolver tudo o que precisa ser resolvido. Cabe a você colocar em prática cada um dos ensinamentos oferecidos aqui para mudar a sua vida.

Então fique firme e não desista. Jesus prometeu que estará ao seu lado até a consumação dos séculos e, se você decidir permanecer ao lado dEle, Ele não somente o(a) recompensará com a vida eterna, como carregará cada um de seus fardos aqui na Terra e ajudará você a viver em paz, apesar dos problemas e lutas que vão surgir. O Senhor nunca disse que seria fácil viver neste mundo, mas Ele nos garantiu que, com Ele, a alegria sempre virá ao amanhecer.

A minha oração e meu desejo é para que você entenda que nenhum ciclo destrutivo é maior do que o poder e o amor dAquele que escolheu dar a própria vida para salvar e libertar você. Então, dê os primeiros passos rumo à liberdade que Cristo já conquistou para você e veja o que Ele será capaz de fazer na sua história! Seu destino vitorioso o espera!

E antes de terminar, eu gostaria muito que você fizesse a seguinte oração comigo. Na verdade, o ideal é que você a repita todos os dias, seja pela manhã, logo que acordar, ou à noite, antes de dormir. Eu não tenho dúvidas de que Deus vai ouvir o seu clamor e começar a agir na sua vida de modo que todos os ciclos destrutivos que atrapalharam a sua caminhada até aqui sejam quebrados de uma vez por todas. Ore assim:

Senhor, meu Deus,

Eu Te louvo e Te agradeço por abrir os meus olhos a respeito dos ciclos destrutivos. Por muito tempo, Senhor, eu sofri e fui escravo(a) da mentira e da enganação porque não conhecia a verdade que existe na Sua Palavra, mas agora, graças a Sua bondade e misericórdia, posso identificar as amarras físicas, psicológicas e espirituais que tanto atrapalham a minha vida e os meus relacionamentos. Obrigado(a), meu Deus, por usar este livro para tocar o meu coração e me mostrar que, em Ti, existe uma saída para esse deserto em que tenho caminhado em círculos por anos, sem conseguir evoluir.

Jesus, o Senhor sabe o quanto o meu passado é um fardo para mim. É um peso tão terrível que olho para minha história e vejo só desprezo e humilhação. E muitos desses sofrimentos são muito pesados, como eu gostaria de me ver livre desses fardos! Eu sei que isso é possível, porque a Sua Palavra me diz que o Senhor dará descanso a todos aqueles que estão cansados e sobrecarregados. Eu quero tomar sobre mim o Seu jugo leve e receber o Seu descanso, meu Pai, porque o Senhor é manso e humilde de coração.

Por muitas vezes eu chorei e culpei a Ti e aos meus familiares por tudo de ruim que estava acontecendo em minha vida. Mas, a partir de hoje, eu vou colocar em prática todos os ensinamentos que o Senhor me deu por meio deste livro e, em nome de Jesus, começarei a escrever uma nova história em minha vida.

Por isso eu Te peço, tire de mim a dor que o passado ainda me causa. Que os ciclos que destruíram a minha vida até o dia de hoje sejam como cicatrizes no meu corpo: elas estão ali, mas não doem mais. Elas podem ser lembradas, mas não mais vividas. Hoje quero tomar consciência de que meu passado é importante, pois é a minha história, porém, ele não tem mais o poder de me escravizar no presente e, muito menos, de determinar o que será do meu futuro.

Que eu tenha sabedoria e discernimento para identificar os ciclos destrutivos dos meus antepassados e domínio próprio para agir diferente e não repetir os mesmos erros de meus pais, avós e outros familiares que convivi na infância e na adolescência. Me ajude, Pai, a não cair na mesma armadilha e não repetir aqueles comportamentos que tanto abomino. Eu sou grato(a) pela família que o Senhor me deu, mas não quero dar continuidade às falhas que eles cometeram durante a vida. Eu posso ter o mesmo sangue que eles, mas quero ser diferente, não porque acho que sou uma pessoa melhor, mas sim porque sou uma pessoa que conheceu o Seu amor.

Eu Te peço perdão, meu Deus, pelos pecados que cometi, tantos os intencionais quanto os não intencionais, e me arrependo por tê-los praticados. Eu reconheço que sou falho(a) e pecador(a) e que sem a Sua ajuda, meu Pai, eu não vou conseguir me libertar daquilo que vai contra a Sua Palavra e não Te agrada. Por isso, Senhor, eu renuncio e me desvinculo de todos os meus pecados e clamo para que o sangue do Cordeiro me lave de todo o mal. Eu abro mão de tudo o que sou para que a luz do Seu Espírito Santo brilhe em mim e guie os meus passos de agora em diante.

Também peço para que todos os demônios que vieram até mim por causa dos meus erros saiam da minha vida e não voltem mais, em nome de Jesus! Quebre, Senhor, toda a maldição que possa vir sobre a minha vida. Coloque os Teus anjos ao meu redor para que nenhuma seta inflamada do diabo atinja a minha vida física, emocional ou espiritual. Que nenhum ciclo destrutivo seja capaz de me afastar da Sua presença e do Seu amor.

Me mantenha firme nos Teus propósitos para que, caso a tempestade venha, eu seja forte o suficiente para suportá-la. Aumente a minha fé, meu Deus, porque se ela for do tamanho de um grão de mostarda, maravilhas vão acontecer em minha vida. Desperte em meu coração o desejo de Te buscar cada dia mais, de aprender sobre os Seus mandamentos e viver na prática tudo o que o Senhor quer me ensinar.

Eu tomo posse das promessas que o Senhor tem para a minha vida e creio que todos os efeitos e as consequências do pecado foram destruídos por meio da morte e ressurreição de Jesus. Eu creio que posso viver uma nova vida porque a Tua Palavra me diz em Provérbios 28:13 que *"quem esconde os seus pecados não prospera, mas quem os confessa e os abandona encontra misericórdia".*

A partir de hoje, meu Deus, eu sei que um novo capítulo começará a ser escrito em minha vida. E o autor dessa história será somente o Senhor. Em nome de Jesus, amém!

Que Deus te abençoe.

PASTOR ANTÔNIO JÚNIOR

O SENHOR NUNCA DISSE QUE SERIA FÁCIL VIVER NESTE MUNDO, MAS ELE NOS GARANTIU QUE, COM ELE, A ALEGRIA SEMPRE VIRÁ AO AMANHECER.

Este livro foi impresso
pela Gráfica Assahi em
papel pólen bold 70 g/m²
em fevereiro de 2023.